＼1日4分でやせる！／

ゆる
HIT
（ヒット）

／運動嫌いでもらくらく続けられる＼

みらいクリニック院長
今井一彰

マキノ出版

はじめに

　本書の「ゆる HIIT（ヒット）」は、いま世界じゅうで話題になっているトレーニング「HIIT（High-Intensity Interval Training）」をベースにしています。

　ゆる HIIT の 1 日の運動時間はたった 4 分。これを週に 2 〜 3 回やるだけで、脂肪が燃えやすい体になり、「短期間でやせられる」「リバウンドしにくい」と注目を浴びています。

　ゆる HIIT の最大の特長は、有酸素運動と無酸素運動の効果を同時に得られる点にあります。いわば、時間のかかるランニングと、ハードな筋肉トレーニングを、たった 4 分で終わらせる、かなり " 都合のいい運動 " です。それでいて、ダイエットはもちろん、心肺機能や筋力アップ、細胞の若返り、ガンの予防、生活習慣病の予防と改善、脳活などにつながることが実証された、「科学的に正しいトレーニング」なのです。

　ただし、こうした効果は、従来、HIIT でしか得られないといわれてきました。HIIT を行う際は、自分の体力の限界近くまで追い込む必要があります。そのため HIIT は、プロのスポーツ選手やアスリートなど、ある程度運動ができる人向けのトレーニングと考えられてきたわけです。

　ところが最近になって、そこまで強度を高めない「ゆる HIIT」でも、前述のさまざまな効果を得られることがわかってきたのです。しかも、ゆる HIIT は年齢に関係なくできる運動です。

　高齢化が進んでいる先進国では、より少ない負荷で最大の効果を

得られる「Low Volume HIIT（少量 HIIT）」の開発に目が向けられるようになりました。

　私は、2018年ごろからやや強度を落とした HIIT を「ゆる HIIT」と名づけ、治療やリハビリに取り入れています。
「高強度でなくて、本当に効果があるの？」と疑問をもたれるかもしれませんが、私のクリニックでは実際にたくさんのかたに効果を上げています。

　例えば、ゆる HIIT でマイナス10kg のダイエットに短期間で成功した人。ダイエットを達成できたうえ、糖尿病やリウマチがよくなった人。ひざの痛みも改善し、あきらめていた登山が再びできるようになった人。最初は手押し車でヨタヨタと入ってこられたのに、３回トレーニングをしただけで、手押し車がいらなくなった95歳の女性もいらっしゃいます。これだけご高齢で、しかも短い期間で成果が出る運動は、ゆる HIIT をおいてほかにはありません。

「ゆる HIIT」は、誰でもできる運動ですが、特に次のようなかたに向いています。

□運動がきらいな人
□忙しくて時間がない人
□家で運動したい人
□体を動かすのがめんどうな人
□あきっぽい人
□早く結果を出したい人
□いますぐやりたい人
□ほとんど体を動かしたことがない人

ゆる HIIT は、「いつでも　どこでも」「座っても」「寝たままでも」「ひとりでも」「誰とでも」「１回４分、週２〜３日」で OK ！

　ゆる HIIT を続けていると、心肺機能や基礎代謝（安静時に消費するエネルギー）がアップし、とっさのときに動ける筋肉がつきます。見た目の美しさや若々しさも大切ですが、自立した生活を少しでも長く送るために、筋肉をしっかり維持することは誰にでも必要なことです。

　本書では、ゆる HIIT の基本のやり方を紹介するとともに、初級・中級・上級と、それぞれの体力に応じたコースを設定しました。また、体を動かすのが怖い人や、動きに制約がある人のために、座ってできる「イス HIIT」や、寝たままできる「寝 HIIT」、出張先やオフィス、さらに深夜でも運動できる「静音 HIIT」も加えています。

　メニューの組み合わせは自由です。１人でもできるし、誰かといっしょにやることもできます。読み進めればわかりますが、HIIT はゲーム感覚で楽しみながらできるので、ドロップアウト率が低いことも立証済みです。毎日の健康づくりに、ぜひ役立てていただきたいと思います。

　もう、長い時間がんばって、キツい運動をする必要はありません。無理なく一生続けられるゆる HIIT で、元気な未来へ進んでいきましょう。

2020年9月
みらいクリニック院長

今井一彰

運動嫌いの医者が5kg減！やせ体質になった「ゆるHIIT」とは？

「キツさ」を味わえば、運動は１日４分でいい！

　突然ですが、質問です。あなたは運動が好きですか？

「運動なんて、めんどうくさい」「やったほうが体にいいとわかっているけど、続かない」

　もし、そう思っているなら、私も全く同感です。何を隠そう、私は運動が好きではありません。周囲にも「運動嫌いの医者」と公言しています。汗をかくこと自体が好きではないので、できればあまり体を動かしたくないのです。

　そんな私が、なぜ運動の本を書いているのかといえば、やはり「運動は薬」だからです。

　運動の効能として科学的な根拠があるのは、メタボリックシンドローム（高血圧、糖尿病、高脂血症、肥満）やガン、認知力の改善などに対してです。だけど、皆さんもそれはとっくにご存じのはず。「わかっているけど、できない」のが問題なんですよね。

　ところが、それとは別の意味で、運動のできないかたがいます。「薬に頼らない治療」をモットーとする私のクリニックには、筋・関節疾患や関節リウマチの患者さんがたくさん来られます。そういうかたがたは、関節の痛みやこわばりのせいで、運動をやりたくても行えません。筋力が徐々に低下し、日常生活に支障をきたす人もいます。持病のためフライパンすら持てない患者さんに、「がんばって筋肉をつけてくださいね」とだけいい放って、診療を終えるのは、無責任というものです。

　そこで、さまざまな論文に目を通し、何かよい方法はないかと模索して

いたとき、ふと目に飛び込んできたのが「6秒のきつい運動で健康になれる」との研究でした。たった6秒の運動で「血圧が下がり、最大酸素摂取量が上がり、肉体のコンディションも改善する」というのです。まるで夢のような話ではありませんか。ここを起点にして、研究を重ねた結果、今回ご紹介する1日4分の「ゆるHIIT(ヒット)」が最も効率的な運動であると結論づけたのです。実際に自分でやってみた結果は以下のとおり。なんと、短時間の運動の積み重ねで、5kgもやせたのです。

	2019年9月 ≫≫≫≫≫≫	2020年5月（身長180cm）
体重	73.4kg ≫≫≫≫≫≫	**68.5kg**
体脂肪率	14.0% ≫≫≫≫≫≫	**11.2%**

　以前の私は、典型的な中肉中背体型でした。日常的にゆるHIITを行ったほかは、お酒も食事も特に制限していません。
　ときどき、会食や出張でドカ食いしたり、運動ができなかったりする日もあります。それでも体重は順調に落ちていき、体型も引き締まりました。何もしていないときも、自然に脂肪が燃える「やせ体質」になったからです。
　なぜ、そんな"ムシのいい体"になったのか、知りたくありませんか？　さあ、この本をめくってください。きっとあなたも、いますぐやりたくなるはずです。
　次のページでは、最初の1ヵ月のゆるHIITの成果を、グラフにしました。紆余曲折しながら、やせていく様子がわかると思います。また、前後写真も掲載しています。ぜひ参考にしてください。

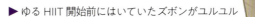
▶ゆるHIIT開始前にはいていたズボンがユルユル

ゆるHIITの ダイエット記録
(今井一彰医師)

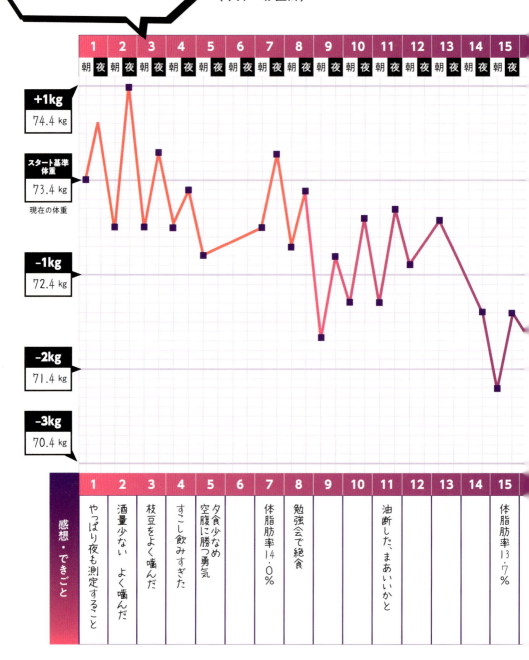

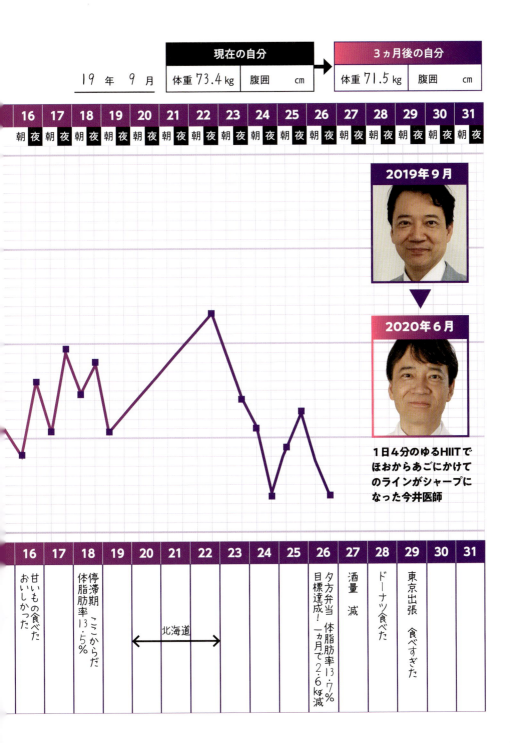

1日4分のゆるHIITでほおからあごにかけてのラインがシャープになった今井医師

「ゆるHIIT」と「HIIT」の違い

その高い運動効果から、スポーツ界だけでなく、医学界からも注目される高強度インターバルトレーニング「HIIT（High-Intensity Interval Training）」。短い休憩をはさみながら、高い強度の運動をくり返すものです。強度は、運動後の最大心拍数（拍動が最も速くなった場合の、1分間あたりの限界値的な心拍数。大まかに、220－年齢で算出する）を基準に決めます。例えば60歳のかたなら、220－60＝160が、最大心拍数になります。

高強度インターバルトレーニングには、いくつか種類があります。最もハードなのがTABATAで、負荷は最大心拍数の90以上、60歳のかたなら144です。HIITの負荷は、最大心拍数の80〜90％で、60歳では128〜144となります。

そして、2019年に発表された最新の研究では、より少ない負荷でも、さほど変わらない効果が得られることが示されました。

この本でご紹介する「ゆるHIIT」は、軽く息が弾む程度の、最大心拍数の60〜70％の強度の運動です。60歳のかたなら、運動後に、1分間に96〜112程度の心拍数となる強度でいいのです。

体力に自信のない人や、運動習慣のない人も、「自分なりのキツさ」を1日4分だけ味わえばOKです。

理想は週3回。体力に自信のない人は、週1回から挑戦してみましょう。体の変化を実感するには、3週間もあればじゅうぶんです。

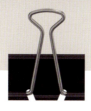

☑ ゆるHIITとは ▶▶▶ 強度をやや抑えたHIIT

強度は、運動後に最大心拍数の60〜70%になるのが目安。
心拍数の目安表は68ページにあります。

☑ やり方 ▶▶▶ 週2〜3回でOK！

20秒の運動 ＋ **10秒**の休憩 × **8**セット

→ 1回のゆるHIITは**4分**（3分50秒）

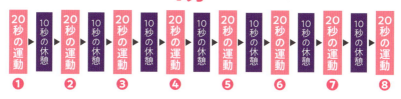

☑ HIITの種類（心拍数の目安）

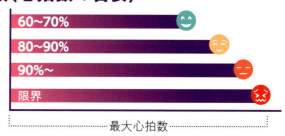

ゆるHIIT	60〜70% 😊
HIIT	80〜90% 😅
TABATA	90%〜 😣
10オールアウト	限界 😖

最大心拍数

☑ 効果の期待できるもの

ダイエット・生活習慣病・ガン・フレイル・リウマチ・痛み・脳活性・うつ・不眠・リハビリ・美容・アンチエイジングなど

※フレイル＝健康な状態と要介護状態の中間、身体的機能や認知機能の低下が見られる状態

CONTENTS

はじめに ————————————————————————— 1

運動嫌いの医者が5kg減！
やせ体質になった「ゆるHIIT」とは？ ——————————— 4

ゆるHIITのダイエット記録（今井一彰医師）————————— 6

「ゆるHIIT」と「HIIT」の違い —————————————— 8

第1章
ゆるHIITの6つのメリット

ゆるHIIT　6つのメリット ————————————————— 16

　①ゆるHIITは1日4分でOK！ ——————————————— 18

　②ゆるHIITでやせ体質になれる ——————————————— 20

　③有酸素運動＋無酸素運動が一度にできる ————————— 22

　④自宅ですぐできる ———————————————————— 24

　⑤離脱率が低い＝継続しやすい ——————————————— 26

　⑥成果が数値化＝見える化できる ——————————————— 28

ゆるHIITは誰がやっても「失敗しない」—————————— 30

第2章
ゆるHIITは何に効く?

ダイエット————————————32
高血圧・糖尿病・ガンなど生活習慣病————34
フレイル(介護予備軍)————————36
体の痛み————————————38
脳活性(うつ、不眠)————————40
リハビリテーション————————42
美容————————————————44
「楽しい」「短時間でOK」「続けられる」がゆるHIITの魅力——46

第3章
ゆるHIITが体にいい理由

ゆるHIITについて、さらに詳しく————48
　①運動不足の解消に最適————————50
　②燃焼しやすい体になる————————52
　③ミトコンドリアがふえる————————54
　④持久力が向上する————————56
　⑤瞬発力が向上する————————58
　⑥抗炎症作用がある————————60
ゆるHIITは薬です。さあ、始めましょう!————64

第4章
ゆるHIITのやり方

ゆるHIIT　基本のやり方 ————————————————— **66**

初級 A
スクワット（ノーマル）————————————————— **70**
クランチ（ノーマル）————————————————— **71**
マウンテンクライマー————————————————— **72**
フライジャック————————————————— **73**

初級 B
ジャンピングジャック（ノーマル）————————— **74**
バックランジ————————————————— **75**
バタ足————————————————— **76**
ダッシュ————————————————— **77**

中級 A
腕立て伏せ（ノーマル）————————————————— **78**
スクワット（ナロー）————————————————— **79**
クロスジャック————————————————— **80**
ニーアンクルタッチ————————————————— **81**

中級 B
スクワット（ワイド）————————————————— **82**
スパイダークライマー————————————————— **83**
ハンドレッド————————————————— **84**
マウンテンジャック————————————————— **85**

上級 A
腕立てジャンプ————————————————— **86**
ランジジャンプ————————————————— **87**
フロッグジャンプ————————————————— **88**
クロスV————————————————— **89**

上級 B
ジャンプスクワット————————————————— **90**
腕立て伏せ（ナロー）————————————————— **91**
バーピー————————————————— **92**
ナロージャンプクライマー————————————————— **93**

イスHIITA	クロスタッチ	94
	イスバタ足	95
	イスジャック	96
	イスダッシュ	97
イスHIITB	ロウイング+足踏み	98
	ラットプルダウン+足踏み	99
	イススクワット	100
	背もたれダッシュ	101
寝HIITA	ヒップリフト	102
	ヒップリフトキープ+バンザイ	103
	自転車こぎ	104
	寝ダッシュ	105
寝HIITB	足クロス	106
	ツイストクランチ	107
	シングルヒップリフト	108
	トゥアップ	109
静音HIITA	床タッチスクワット	110
	バックエクステンション	111
	ランジボトムキープ+腕振り	112
	ツイスト	113
静音HIITB	腕立て伏せ（四つん這い）	114
	ツイストエクステンション	115
	Vシット	116
	スイングスクワット	117

ゆるHIITで行う運動　一覧表 ———————— 118
ゆるHIITの疑問に答えます！ ———————————— 120
さらに効率的にトレーニングできる加圧HIIT —————— 122
おわりに ————————————————————————— 126
奥付 ——————————————————————————————— 128

編集協力	柿野明子	ヘアメイク	木村三喜
カバーデザイン	渡邊民人（タイプフェイス）	モデル	田中愛梨（オスカープロモーション）
本文デザイン	谷関笑子（タイプフェイス）		石田　力（みらいクリニック）
写真	松田敏美		

ゆるHIITの特設ページを開設！

- ☑ この本で紹介している動画が見られる！
- ☑ 6ページのダイエット記録表が
  ダウンロードできる！
- ☑ そのほか、ゆるHIITの最新情報が満載！

第**1**章

ゆるHIITの
6つのメリット

ゆるHIIT

ほかの運動に比べた場合の、
ゆるHIITの6つのメリットをご紹介しましょう
（詳しくは、参照ページをお読みください）。

1 1日4分でOK
☞18ページへ

「自分なりにキツめの運動」を行うと、
持続的な運動を長時間行った場合と
同程度の効果が得られます。

2 やせ体質になれる
☞20ページへ

最大酸素摂取量とミトコンドリアがふえて、
やせやすい体質になります。

3 有酸素運動＋無酸素運動が一度にできる
☞22ページへ

ゆるHIITは、走りながら筋トレをするような
時短トレーニングといえます。

6つのメリット

4 自宅ですぐできる
☞24ページへ

コロナ時代の運動は、外出しないでもできる"おうちジム"がいい。特別な道具は必要ありません。

5 離脱率が低い＝継続しやすい
☞26ページへ

一般的な筋トレの継続率はたった4％ですが、ゆるHIITは約80％もあります。

6 成果を数値化＝見える化できる
☞28ページへ

運動の成果を、心拍数という形で「見える化」できます。
また、短期間で体重や体のサイズなどに変化が現れます。
そのため、モチベーションが保ちやすく、効果も出やすいのです。

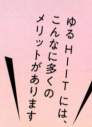

ゆるHIITには、こんなに多くのメリットがあります

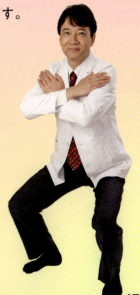

①ゆるHIITは1日4分でOK!

「1日4分、週2～3回で効果あり」

そんな驚きの効果のあるHIIT（ヒット）の研究データを、最初に紹介します。

これは、2016年にカナダの大学が行った研究です。デスクワークに従事している27人の男性を3つのグループに分け、その変化を12週間にわたって観察しました。

①は最大心拍数が7割を超えない負荷で45分間、自転車をこぎ続ける持続運動を週に3回行ったグループです。②は1分間のキツめの運動（20秒運動＋2分休憩を3セット）を週に3回行ったHIITのグループ。③はトレーニングを全くしないグループです。

3つのグループについて、持久力（右上）と、"細胞のエネルギーを生み出す工場"といわれるミトコンドリアの数と機能（右下）を比べると、いずれの場合も、①と②の数値はほぼ同じでした。つまり、**②の1分間のキツめの運動（HIIT）は、①の45分間の軽めの持続運動に匹敵する**とわかったのです。

これを週に換算すると、持続運動の合計が2時間15分だったのに対し、HIITは1週間の合計がたった3分。 それでほとんど同じ効果を得られるとしたら、あなたはどちらを選びますか？

2018年にスポーツ庁が行った調査によれば、運動をしない理由は「忙しいから」が男女ともトップでした。2位以下に、「めんどうくさいから」「年を取ったから」「お金に余裕がないから」が続きます。

しかし、1回の運動がこんなに短くていいのなら、ケガや故障のリスクは下がり、運動後の疲れもへり、心理的な負担はぐっと軽くなります。仕事や家事で時間が取れない人や、私のように運動が苦手な人でもやれるのではないでしょうか。こうした結果をふまえ、私が勧める「ゆるHIIT」では、キツさをやや低めに設定し、1日の運動時間を少し長めの4分にしました。それを実際にクリニックで行っていますが、**HIITに遜色のない結果**が得られています。

1分間のHIITは、45分間の軽めの運動に匹敵

デスクワークに従事する27人の男性を
3つのグループに分け、12週間の変化を比較

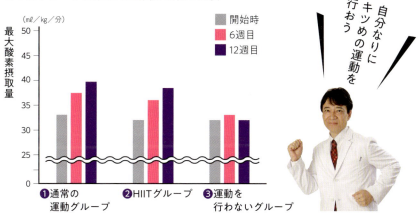

❷の1日1分のHIITで、❶の1日45分の持続運動とほぼ同程度、最大酸素摂取量がアップした

ミトコンドリアの量は、HIITのほうがふえる

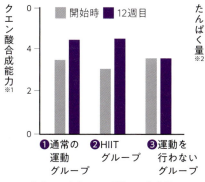

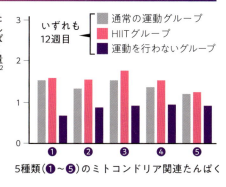

※1 筋肉1kgあたりの1時間での合成量
（単位：ミリモル）

※2 運動前を1とした相対値

左のグラフは、筋肉でのクエン酸合成能力、右のグラフはミトコンドリア関連のたんぱく質量がアップしたことを示す。これらの変化は、ミトコンドリアの数と機能が上昇したことを示す

（Gillen.JBほか、PLOS ONE 2016年より改変）参考文献「世界一効率がいい最高の運動」（かんき出版）

②ゆるHIITでやせ体質になれる

HIITが世界じゅうに広まっているのは、体の細胞にまでアプローチして、やせやすい体になるからです。なぜでしょうか?

HIITでは、短時間、「自分なりにキツい」運動を行います。すると、体に取り込める酸素の量(最大酸素摂取量)がふえます。この最大酸素摂取量が高いほど、酸素を使ってエネルギーをたくさんつくれるようになり、持久力がアップし疲れにくくなります。基礎代謝(安静時に消費するエネルギー)も上がり、エネルギー産生にかかわる筋肉のミトコンドリアが量・質とも大きく変化します。

加えて、HIITを行うと、酸素消費量がふえた状態が、運動後も持続するといわれています。これをEPOC(Excess Post-Exercise Oxygen Consumption = 運動後過剰酸素消費量)といいます。EPOCは運動強度や運動時間に比例して高まると考えられます。

HIITのEPOCがどれほど続くのか、まだ完全には解明されていませんが、HIITをやった日とやらない日とでは、体感がまったく違うのは明らかです。そして、この体感は、ゆるHIITでも変わりません。「ゆるHIITをやった日は、半日くらい体がぽかぽかする」「ふだんよりも汗がよく出続ける」「ゆるHIITをやると元気になる」とは、当クリニックの患者さんがよく口にされる言葉です。

右上に示すのは、ゆるHIITを実践された20代女性の体重と体脂肪の推移です。7週間で体重が−4kg、体脂肪率が−4.7%。右下の60代男性は、7週間で体重−3.75kg、体脂肪率−3.3%を達成しました。これはゆるHIITに加圧トレーニング(122ページ参照)を含めたものですが、**週1回の運動のダイエット効果としては、かなりすごい**と思いませんか?

ゆるHIITを行うと**体型が引き締まります。背すじが伸びて、歩くスピードも速くなり、見た目は驚くほど若返ります。**

ゆるHIITダイエットの記録　20代・女性

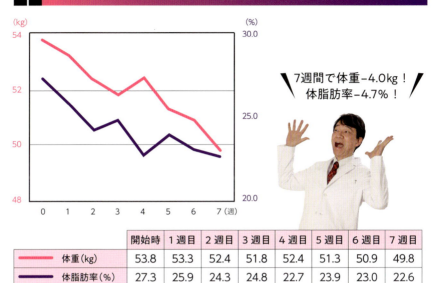

7週間で体重−4.0kg！
体脂肪率−4.7％！

	開始時	1週目	2週目	3週目	4週目	5週目	6週目	7週目
体重（kg）	53.8	53.3	52.4	51.8	52.4	51.3	50.9	49.8
体脂肪率（％）	27.3	25.9	24.3	24.8	22.7	23.9	23.0	22.6

ゆるHIITダイエットの記録　60代・男性

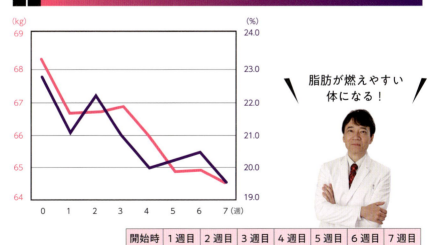

脂肪が燃えやすい
体になる！

	開始時	1週目	2週目	3週目	4週目	5週目	6週目	7週目
体重（kg）	68.25	66.7	66.7	66.85	66.05	64.9	64.95	64.5
体脂肪率（％）	22.8	21.0	22.2	20.9	20.0	20.3	20.5	19.5

みらいクリニック調べ

③有酸素運動＋無酸素運動が 一度にできる

　HIIT がほかの運動より効率がよいとされるのは、有酸素運動と無酸素運動という 2 つの運動効果を一度に得られるからです。

　有酸素運動とは、ウォーキングやランニングのように酸素を取り込みながら行う運動で、持久力の向上が目的です。無酸素運動は、息を止めて大きな力を出す筋トレや、短距離走のような運動で、瞬発力や筋力を高めます。

　有酸素運動では主に体脂肪が使われ、無酸素運動では糖質が使われるので、体脂肪を燃やすには有酸素運動だけをやればよさそうに思われます。しかし、"脂肪が燃えやすい体"になるには、無酸素運動も不可欠です。なぜなら、1 日に消費する総カロリーの60〜70％を占めるのは基礎代謝（安静時に消費するエネルギー）。無酸素運動で筋肉を鍛えると基礎代謝がアップし、常に燃焼モードに入った状態をつくることになるからです。

　有酸素運動と無酸素運動では、鍛えられる筋肉も違います。筋肉には遅筋（赤筋）と速筋（白筋）があり、ウォーキングや軽いランニングなどの有酸素運動で鍛えられるのは遅筋です。遅筋がふえて速筋が衰えると、しだいに歩くスピードが遅くなります。有酸素運動と無酸素運動は、脂肪を燃やし、美と若さを維持するには、どちらも必要なのです。

　この問題を解決するのが、ゆる HIIT です。「ハァハァ」と息が上がる程度の負荷の運動は、酸素を取り込む有酸素運動でありながら、強度が高めの無酸素運動でもあります。すなわち、**脂肪を燃焼しながら、代謝を維持する筋肉を鍛える**ことができるのです。

　ここで紹介するのは、スクワットの回数でゆる HIIT の効果を検証したデータです。スクワットの回数は、速筋がふえ、持久力もアップしたことの指標となります。平均年齢64.8歳の35名の女性が、週 1 回ゆる HIIT を12週間続けた結果、スクワットの回数はスタート時の27.8回から33.1回に増加しました。

12週間のゆるHIITによるスクワット回数の変化

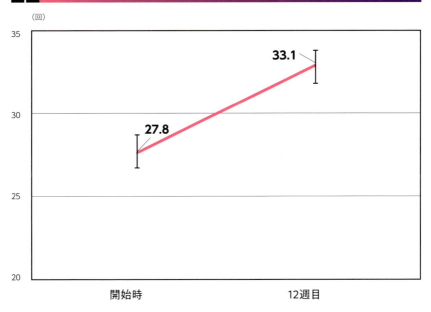

35名の女性(平均年齢64.8歳)を対象に、週1回のHIITを12週間続けたら、30秒間にできるスクワットの回数が27.8→33.1回に増加

みらいクリニック調べ

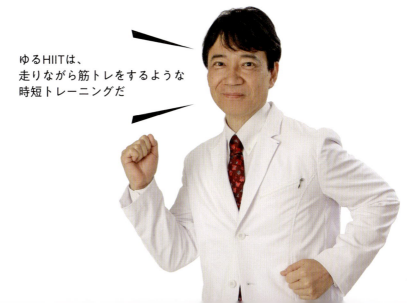

ゆるHIITは、
走りながら筋トレをするような
時短トレーニングだ

④自宅ですぐできる

　働き方改革や新型コロナウイルスの影響で、テレワーク（在宅勤務）の導入が急速に広がっています。そのため、コロナ太りになり、「運動しなくちゃ」と思っている人も多いでしょう。

　ゆるHIITは、家でできるトレーニングです。道具も着替えも、ジムに移動する時間も必要ありません。屋外運動のように、天候や気温に左右されず、交痛事故に遭う危険性もありません。

　さらに最近は、感染リスクはもとより、大気汚染やPM2·5、花粉なども、屋外トレーニングの新たな不安因子となっています。

　インペリアル・カレッジ・ロンドンの研究チームが、60歳以上の人を中心に、ロンドン市内の排ガスが多い道路沿いでウォーキングをした場合と、公園でウォーキングをした場合の健康効果を比較しました。その結果、排ガスが多い道路でのウォーキングには、心臓や呼吸器の健康を増進させる効果はほとんどないことがわかりました。これは、排ガスにさらされることで、運動が心肺機能を増進させる効果が妨げられるためだといいます。

「適度な運動は健康維持・増進に効果をもたらす」とのこれまでの定説が、くつがえされる結果となりました。大気中のPM2·5の濃度がふえると、健常者でも心肺機能は低下するとの研究データもあります。高齢者や慢性閉塞性肺疾患、虚血性心疾患を患っている人は、大気汚染がひどい場所での運動より、排ガスの影響を受けない屋外や、換気のよい室内での運動のほうがより推奨されるでしょう。また、屋外のトレーニングでは、ウイルスの感染を防ぐためのマスクが、熱中症につながる懸念もあります。**コロナ時代は、自宅ですぐできるトレーニングが正解です。**

緊急事態宣言が全国で解除されたあと、運動をする場面で気をつけていること

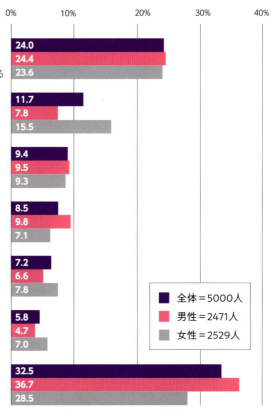

項目	全体	男性	女性
3つの密（密閉・密集・密接）の条件がそろう場所で運動・スポーツを実施しないようにする	24.0	24.4	23.6
筋力トレーニングやヨガなど、自宅で行える運動・スポーツを中心に実施する	11.7	7.8	15.5
マスクの着用やセキエチケットに配慮しながら、運動・スポーツを実施する	9.4	9.5	9.3
人と人との間隔を意識して運動・スポーツを実施する	8.5	9.8	7.1
少しでも体調に不調を感じたら運動・スポーツの実施は控える	7.2	6.6	7.8
公園やスポーツ施設は人が少ない時間帯に利用する	5.8	4.7	7.0
特に気をつけることはない	32.5	36.7	28.5

全体＝5000人　男性＝2471人　女性＝2529人

（公益財団法人笹川スポーツ財団「新型コロナウイルスによる運動・スポーツへの影響に関する全国調査」より引用）

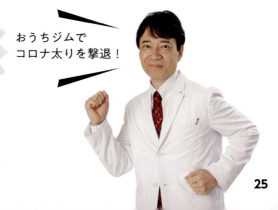

コロナ時代になり、三密を避け、自宅で運動を行うニーズが高まっている

おうちジムでコロナ太りを撃退！

⑤離脱率が低い＝継続しやすい

　どんなに素晴らしいトレーニングでも、続かなければ意味がありません。2016年のブラジルでの調査では、筋トレの脱落率は、１年でなんと96％。実に４％の人しか続けることができないという、驚くべき結果でした。

　また、スポーツジムのメンバー5240人を、約10年近く追跡した調査では、３ヵ月後までにジム通いをやめる人は、67％に達しました。3600万人が集まるソーシャル・ネットワークサイト「STRAVA」の膨大なデータからは、スタートから３週目でワークアウトをさぼりがちになることがわかっています。

　一方、HIITは、ほかの運動よりドロップアウト率が低いことが実証されたトレーニングです。

　ここで示すのは、複数の論文をメタ解析（複数の研究の結果を統合して分析すること）した2019年の最新データです。デスクワークに従事するような「座りがちな人」が、一般的な運動プログラムとHIITを行った場合を比較すると、前者の離脱率が平均30〜50％であるのに対し、HIITの離脱率は17.6％にとどまりました。

　その理由は、HIITに楽しさや、喜びを見いだせる点にあると分析しています。HIITにはキツさはありますが、がんばればなんとかこなせます。それをクリアすることで、**達成感や自己肯定感が得られるため、ゲーム的要素もあり、飽きずに続けられる**わけです。

　またHIITは、**開始後１週間以内に体感、体温、体脂肪、ウエストサイズなどに、なんらかの変化がみられます。**そのため、ほかの運動より継続させやすいとも先の論文では結論づけています。

　ちなみに、当クリニックの**ゆるHIITの継続率は約80％**と好成績です。これはゆるHIITが心理的につらくなく、より実現可能な強度で、やればやるほど意欲が高まることを示すものだと考えています。

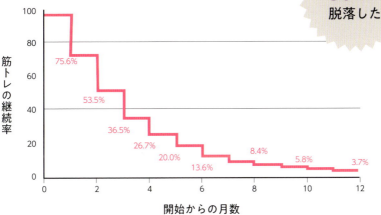

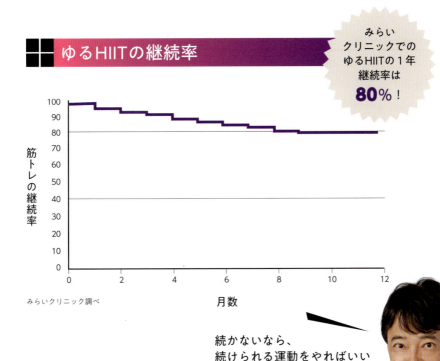

続かないなら、
続けられる運動をやればいい

⑥成果が数値化＝見える化できる

　一般的な運動とHIITが異なるのは、運動の回数も時間も強度も結果も、すべて数値化できる点にあります。このように運動を「見える化」すると、具体的な行動と効果に結びつきやすくなります。

　ゆるHIITは、運動の回数と時間がはっきり決まっています。**基本は20秒の運動と10秒の休憩を８セットくり返すこと**です。

　きちんと運動の回数と時間が決まり、終わりが見えていれば、人は行動を起こすことができるものです。しかも、ゆるHIITはたったの４分。スタート時点で、すでにゴールが見えています。

　ゆるHIITは、強度も見える化できます。ゆるHIITはランニングのような有酸素運動と、筋トレのような無酸素運動の利点をミックスした運動です。ランニングや筋トレを行う際は、どこを目標にしたらいいのかわかりにくいとは思いませんか。体力や技能は個人差があるので、一律に、「30分走ればいい」「10kg持ち上げればOK」ということにはなりません。同じ強度の運動をしても、人によってキツさ、効果は違うのです。

　しかしゆるHIITは、最大心拍数の60％で効果が得られることが実証されています。ですから、**目標は自分の最大心拍数の60％と明確に設定**できます。単純に、そこを目指せばよいのです。

　目標に達しているかどうかも、客観的に判断できます。自分で計測してもけっこうですが、パルスオキシメーター（心拍数をリアルタイムで測る医療機器）やスマートウォッチがあれば、簡単です。これらはデジタルで心拍数が表示されるので、目標値に達しているか、運動中でも知ることができます。

　ゆるHIITなら、結果も効果も「見える化」です。「前回20回だったスクワットが同じ時間で21回できた」「前回の心拍数は100だったけど、今回は110まで上がった」というように、トレーニングの進捗状況もわかります。その効果も、体重や体脂肪、基礎代謝などの推移から、正確に把握

できます。これをグラフ化したり、ノートに記録したりすれば、さら〔に〕モチベーションアップにつながるでしょう。

　このように、ゆるHIITは運動量から目標、結果まで、すべて「見える化」できるので、効果がしっかり得られるのです。

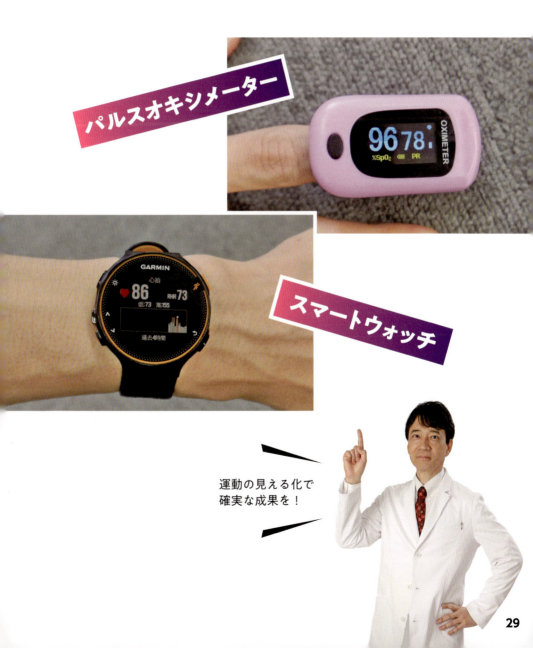

パルスオキシメーター

スマートウォッチ

運動の見える化で確実な成果を！

ゆるHIITは誰がやっても「失敗しない」

　第1章では、ゆるHIITが1回4分という短い時間でも効果があることや、続けているとやせやすい体になること、有酸素運動と無酸素運動という2つの異なる運動効果を一度に得られ、危険が少なく、目標も結果もすべて見える化できることなどについて述べてきました。

　最後にもう1つ。私がHIITをお勧めするポイントは、「失敗しない」ことです。

　ランニングや短距離走、水泳、バレー、卓球、ゴルフなど、ほとんどの運動は、勝ち負けや順位といった「相対的な評価」がついてまわります。うまくできないと、挫折や劣等感、運動への苦手意識が芽生えることもあります。

　その点HIITは、自分自身の最大心拍数の60％に達したかどうかという「絶対的な評価」です。日ごろ体を動かしている人と、全然動かしていない人では、最大心拍数の60％に達する強度や回数は全く違うものになります。20秒でスクワットを10回やれる人もいれば、たった3回の人もいるでしょう。けれども、**最大心拍数の60％という「キツさ」を目指す点では同じ**です。**自分のゴールを目指せばいい**ので、そこに比較は生まれません。それぞれの最大心拍数の60％をクリアできれば、お互い「がんばったね」といえるわけです。

　できるから楽しくなるし、ゲームに挑むようなチャレンジ意欲も高まります。結果的に、ドロップアウト率も下がるのです。

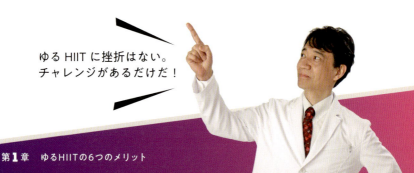

ゆるHIITに挫折はない。
チャレンジがあるだけだ！

第**2**章

ゆるHIITは
何に効く？

ダイエット

短時間に集中的に負荷をかけて
コロナ太りを解消

　ゆる HIIT は、4分だけ集中的に高い負荷をかける運動です。HIIT よりゆるいとはいえ、最大心拍数60％は、日ごろ体を動かしていない人にとっては、かなりキツい運動で、「ハァハァ」と息があがります。しかし、これを続けていると、酸素を取り込める量がふえ、糖や脂肪を分解してエネルギーに換える能力が高まります。また、筋肉量もふえて基礎代謝（安静時に消費するエネルギー）がアップします。

　実は、1日に消費するエネルギーのうち、約7割を占めるのが基礎代謝です。**基礎代謝が上がる**と、何もしなくても、たくさんのエネルギーを消費できるようになり、**リバウンドもしにくく**なります。

　また、**ゆる HIIT を行うと、運動後も燃焼しやすい状態が続くので、やせやすい**と考えられます。

　それと、強い運動による刺激で、筋肉に乳酸がたまると、成長ホルモンが分泌されることがわかっています。成長ホルモンには脂肪の燃焼を促進させる効果や、食欲を抑える作用があり、ダイエットに役立ちますが、年を取ると分泌がへります。ですから、**ゆる HIIT を行うことで、成長ホルモンがふえれば、高齢者でもやせやすくなる**といえるのです。

　それに加え、エネルギーをたくさん消費する**筋肉のミトコンドリアもふえるので、ゆる HIIT をやると、どんどんやせやすい体に変わっていく**わけです。

32　第**2**章　ゆるHIITは何に効く？

体重が10kgへって20年前のジーンズがはけた！高血圧も大改善！

藤節子さん 78歳

　私は変形性膝関節症を患い、ずっと運動から遠ざかっていました。若いときのスリムな体はどこへやら。持病のぜんそくに加え、太ったことで高血圧の薬も服用するようになったため、それらを改善するために、思い切ってゆるHIITを始めました。

　最初は体を動かすのも怖く、座ってできる「イスHIIT」から始めました。ゆるHIITでは次々と運動メニューが変わるので、最初はついていくのがやっとでした。

　でも、徐々にジャンプや腹筋ができるようになりました。私の右肩の肩甲骨（けんこうこつ）の下には、へこんだ手術跡があったのですが、ゆるHIITで筋肉がついたのか、あまり目立たなくなりました。

　いまではすっかり運動が楽しみになり、20代の若者を追い抜くほどのスピードで歩けるようになりました。体も軽く、以前の私とは別人のようです。

　通い始めて1年弱で、体重は57kgから47kgへと、10kg減を達成。なんと、20年前のジーンズもはけるようになりました。ぜんそくの薬はもう飲んでいません。血圧が下がり、高血圧の薬もそろそろやめられそうです。これからもこの体重をキープし、健康的に年を重ねていけたらと思っています。

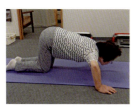

▲ひざをついて腕立て伏せをする藤さん

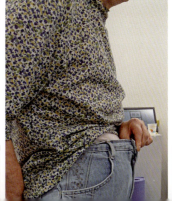

▶10kgやせて20年前のジーンズがはけた

高血圧・糖尿病・ガンなど生活習慣病

血糖値、血圧、中性脂肪値を改善

　運動は、高血圧や糖尿病、高脂血症などの生活習慣病を改善させることがわかっています。また運動には、ガンの改善効果があると、科学的に証明されています。

　運動が、生活習慣病やガンの予防や改善に役立つメカニズムは、すべて解明されたわけではありません。いま注目されているのは、これらの病気には、加齢や肥満、ストレスなどによって起こる、「慢性炎症」が深く関係しているということです。これを裏づけるように、100歳を超える長寿者には、炎症が少ないことがわかっています。第3章でも述べますが、その理由は、運動すると筋肉から「炎症を抑える物質」が分泌されるためだと考えられます。体験手記を寄せてくださった吉村さんの歯周病がゆるHIITで改善したのも、運動の持つ抗炎症作用によるものでしょう。

　この作用は、長時間のウォーキングやジョギングでも得られますが、**ゆるHIITのように、負荷の高い運動を短時間で適度に行うと、効率よく抗炎症作用を得る**ことができます。

　肥満患者を対象に16週間HIITを行った結果、**中性脂肪、悪玉コレステロール、血糖値、血圧の数値が下がり、高脂血症が短期間に改善した**との報告があります。最近は、立命館大学の研究チームが、筋肉でつくられたSPARCという物質がHIITによって増加し、それが**大腸ガンの予防に有効である**可能性を指摘しています。

34　第2章　ゆるHIITは何に効く？

コレステロール値、血圧が下がった！
腎臓の機能も改善した

吉村紀三象さん（よしむら き みかた）
66歳

　私は、福岡市内で会社を経営し、運動といえば月に一度のゴルフくらい。日常的にあまり体を動かすことはなく、高血圧と狭心症、慢性腎臓病、高脂血症があります。室内でつまずくことも多く、「このままでは将来、車イス生活になるかも」と心配になり、週1回ゆるHIITを始めました。

　初めはきつくて体をうまく動かせませんでしたが、徐々に運動に慣れ、現在は筋肉がついたおかげで、つまずいてもバランスを取れるようになりました。

　驚いたのは、歯周病が改善したことです。今井先生によると、運動による抗炎症作用のおかげとのことでした。これには、かかりつけの歯科医も驚いていました。

　お酒は以前どおり飲み、食事も特に制限していません。それでも腎臓の機能が改善し、総コレステロール値は324mg/dℓから263mg/dℓに降下。ゆるHIITを始めて約8ヵ月後の現在（2020年6月）は、血圧も下がって安定しています。

　また私は、幼少期の事故のせいで左足が細く、これがひそかな悩みでした。その左足も、ゆるHIITのおかげで少しずつ太くなってきています。これからも、両足が同じ太さになるよう、がんばっていくつもりです。

ゆるHIITの持つ抗炎症作用が、さまざまな効果をもたらすんだ！

フレイル（介護予備軍）

老化で衰えやすい筋肉を
効果的に鍛えられる

「フレイル」とは、「サルコペニア（加齢や疾患により、筋肉量が減少すること）」や「ロコモティブシンドローム（運動器の障害による歩行機能などの低下）」を含めた、健常から要介護の状態に至る中間を示す、新しい概念です。フレイルの状態であれば、加齢で筋肉が落ち、身体機能が衰えていても、運動をしたり、栄養状態を改善したりすれば、再び自立した生活に戻れるとされています。

　若いうちは、筋肉低下などとは無関係と思いがちですが、40歳を過ぎると筋肉は1年で1％のスピードで減少し、10年で1割が失われるともいわれます。

　とくに落ちやすいのが、瞬発的な動きにかかわる速筋（白筋）です。上半身より下半身が落ちやすく、段差につまずいても、とっさに体勢を立て直せなくなるのはそのせいです。老化とは、速筋が失われる現象ともいえます。

　速筋は、ウォーキングやジョギングなどでは、なかなか鍛えられません。しかし、**ゆるHIITは、全身の遅筋**（持久的な動きにかかわる筋肉）**と速筋を、バランスよく鍛えることが可能**です。九州大学の研究チームが、福岡県篠栗町に住む65歳以上、1678人の男女に実施した調査の結果、家でできる10分未満の運動であっても、積み重ねればフレイル予防に役立つと提言しました。

　筋肉は「貯筋」ができます。どう鍛えればいいかわからない人に、ゆるHIITはうってつけの運動です。

ゆるHIITのおかげで
キビキビと動けるようになり、
爽快な毎日

西田信子さん
82歳

　私は健康維持のため、ゆるHIITを始めました。ゆるHIITは、ほかの運動と全然違います。それまでやっていたブルブルマシンやストレッチポールの運動は、ただ疲れるだけでした。しかしゆるHIITは、トレーニング後のほうが、むしろキビキビと動けます。ですから、私はみらいクリニックでトレーニングを行っていますが、予約は朝一番に取るようにしています。

　とはいえ、80代の高齢者ですから、最初は怖くてジャンプなどとてもできないと思いました。でも、やってみると意外とできてしまうものです。いまでは、ジャンプもダッシュもどんどんやっています。

　周囲の人からは、「西田さんのように、動けるようになりたい」「西田さんに元気をもらっています」とおっしゃっていただけるようになりました。先日、みらいクリニックがテレビのニュース番組で取り上げられ、私も撮影されました。すると、私のトレーニングの様子を見た息子から、「すごい！　こんなに動けるようになったんだね」とほめられました。

　落ち込んだときも、運動をすると気分がスカッとします。70歳のときより、今のほうがずっと元気なくらいです。この調子で生き生きと90歳へ向かっていこうと思います。

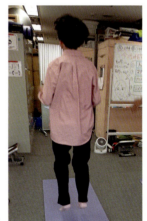

▶元気にジャンプする西田さん

体の痛み

炎症反応が下がり
日常生活に必要な筋力もつく

　リウマチなどの自己免疫疾患は、ストレスや歯周病など、さまざまな原因がいわれています。当クリニックでは、薬をやめたい、自分の力でよくしたいという患者さんとともに、原因を探りながら根治を目指してきました。そこで効果を発揮してきたのが、ゆるHIITや、のちにふれる加圧トレーニングのような運動療法です。

　運動をすると、筋肉からインターロイキン6という物質が分泌されます。これは細胞の状況により、炎症物質にも抗炎症物質にもなる物質です。**ゆるHIITやHIITのように、高強度の運動を短時間、適度にやると、炎症を抑える**ほうにまわります（そのしくみはわかっていません）。

　ゆるHIITに取り組んだ結果、多くの患者さんの**炎症反応が下がりました。**また、筋力がなく、包丁を持ったり、瓶のふたを開けたりといったことも大変だったかたでも、**しっかり筋肉をふやして**いらっしゃいます。

　リウマチや、体の痛みがある患者さんは、関節の負担をできるだけへらすため、正しいフォームを覚えるよりも、できるだけ動きを速くすることを優先して、心拍数を上げることを第1の目標にしています。**リウマチをはじめ、首、肩、腰やひざなどに痛みがあるかたに、ゆるHIITは適した運動だと思います。**

ひざや腰、手首の痛みが消え、趣味の登山やガーデニングを再開

秋本祥子さん
70歳

　私は登山が大好きで、以前はしょっちゅう遠くの山々へ出かけていました。ところが、変形性膝関節症からくる右ひざの痛みが悪化。それをかばっていたせいか、腰痛もひどくなりました。杖をついてなんとか山登りを続けていたものの、ついにそれもできなくなり、ガーデニングが唯一の趣味になりました。けれども、日に日に筋力が落ちてしまい、植木鉢すら重たく感じるようになってしまったのです。

　これではいけないと始めたのが、週に一度のゆるHIITです。最初は苦しくて大変でしたが、もともと体力があるほうだったのか、わりとすぐできるようになり、どんどん以前の調子がよみがえってきました。

　ゆるHIITを始めて7～8ヵ月で、もうできないとあきらめていた登山を再開。それも、ほとんど杖をつかずに登れたのです。登山仲間から、「もっとハードなコースを登ってみない？」と誘われたくらいです。

　総コレステロール値が297mg/dlから228mg/dlへ下がり、コレステロールの薬は不要になりました。HDL（善玉）コレステロールは64mg/dlから81mg/dlにふえました。

　まるで生き返ったような気持ちで、毎日を楽しく過ごしています。

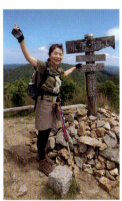
▲登山も再開できた！

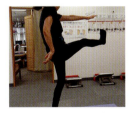
▲ダイナミックな動きができるようになった秋本さん

脳活性（うつ、不眠）

ゆる HIIT は軽度認知症の脳を活性化させる

近年、うつは脳の「慢性炎症」が原因であることがわかってきました。私は、口に炎症を起こす口呼吸を鼻呼吸にして、運動が持つ抗炎症作用を活用することが、うつの根治につながると考えています。

運動が脳を活性化させることは、さまざまな研究で指摘されています。神戸大学と京都大学の共同研究でも、そのしくみの一部が解明されています。

また、脳細胞は大人になったら萎縮していく一方で、二度と再生しないと考えられてきましたが、いまでは高齢になっても新しくつくられると考えられています。

アメリカの研究で、55歳以上の100人の軽度認知症患者に、HIIT の効果を検証した結果、**脳を活性化させる BDNF**（脳由来性神経栄養因子）**が増加し、改善に向かう**ことが明らかになりました。

これは HIIT による運動刺激で、**BDNF をふやすマイオカイン**（筋肉から分泌されるホルモン）**が分泌されたため**としています。同じくマイオカインの**イリシンには、抗うつ作用がある**可能性も指摘されています。

HIIT のような運動は、短時間でもキツいので、その防御反応として、ランナーズハイを導くような**報酬系ホルモンも、ほかの運動より早く分泌されます**。HIIT をしているときは楽しく、運動後は気持ちよさが感じられるのはそのためです。ゆる HIIT でも、その効果は得られます。気持ちが沈む、やる気が出ないという人は、たった4分でできるゆる HIIT を、ぜひ試してほしいと思います。

「頭がハッキリしてきた」
と娘が仰天!
歩行も改善し手押し車は不要

上田幸子さん(仮名)
90歳

　私が手押し車を押して、みらいクリニックに通い始めたのは、「いくつになっても自分の足で歩きたい」との願いからです。ここでは、高齢者を対象にしたゆるHIITを指導されていますが、つい最近まで、生徒のなかでは私が最高齢でした。

　私はこれまで、体を動かした経験がほとんどなかったので、最初は座った状態でできる運動や、寝たままでできる運動から始めました。うまくできないこともありましたが、周囲の皆さんのおかげでどんどん体が動かせるようになり、運動を楽しく感じられるようになりました。

　今では手押し車を使わず普通に歩けるようになり、デイサービスでは、私が一番元気で、はつらつとしているといわれます。

　以前は、ただいわれるとおりに体を動かすだけでしたが、最近はトレーナーのかたとのおしゃべりが楽しくてなりません。「お母さん、最近、ずいぶん頭がハッキリしてきたね」と、娘も驚いています。

　これからもがんばって、もっといろいろな運動をやってみたいと思います。

ゆるHIITをすると、
筋肉から脳を活性化させる
ホルモンが出るんだ!

リハビリテーション

ガンの術後の筋肉低下や
変形性膝関節症の筋力アップに効果

　日本で、HIIT をリハビリテーション（機能回復訓練）に導入している病院や施設はまだほとんどないようです。しかし、海外では HIIT によるリハビリの効果が多数報告されています。

　ノルウェーで行われた研究では、冠動脈疾患の患者に最大酸素摂取量 80〜90% の強度の HIIT と、従来の持続運動をそれぞれ行った結果、**HIIT の改善率のほうが約10%高い**との結果が出ました。HIIT の安全性とリハビリに対する効果の検証がさらに進めば、今後、日本でも導入する施設がふえてくるでしょう。

　リハビリが必要な人にとって、長時間の運動は心理的にも身体的にも負担になります。しかし、HIIT は短時間ですむので、**関節への負担が少ない**のがメリットです。当クリニックでは、**ガンの術後の筋肉低下や、変形性膝関節症の患者さんの筋力アップなどに、ゆる HIIT が効果を上げています。**

　かかりつけ医に相談し、適切に行うことが大前提ですが、リハビリにこそ、最大心拍数の60〜70% のゆる HIIT がお勧めです。

乳ガンの術後に低下した 体力が回復しビルの6階まで 松葉杖1本で上れる

入江智代さん
52歳

　私がゆるHIITを始めたのは、乳ガンが太ももの骨に転移し、その術後のリハビリのためです。2本の松葉杖をついて、みらいクリニックを訪ねると、70～80代のかたでも、若い人といっしょにゆるHIITをしていたのです。私はそれを見て、とても勇気づけられました。

　最初は、寝たままできる「寝HIIT」と、座ってできる「イスHIIT」のメニューから取り組みました。術後で体力が落ちていたため、最初は息が苦しく、手足を動かすことに少し不安もありました。でも、座った状態のイスHIITから、だんだん立った状態でのゆるHIITをこなせるようになったのです。ジャンプはまだできませんが、その場で足踏みを行う「ダッシュ」はできるまでに回復しました。腕立て伏せも、ひざを床につかずにできるようになりました。

　私は筋肉を鍛えるため、クリニックがある6階まで1本の松葉杖をつきながら階段で上っています。通い始めた当初は、どんなにがんばっても3階までがやっと。それが、いまでは6階まで上り切れるようになりました。この松葉杖も、いまでは必要というより、もうお守り代わりです。

　できないと思っていた動きが、どんどんできるようになり、ウエストが引き締まり、肌もきれいになりました。ゆるHIITでリハビリしたのは正解だったと思っています。

ゆるHIITはリハビリにこそお勧め！

美容

シミができるのを抑え
冷えやむくみも解消

　運動を習慣にしている女性は、美肌効果を感じている人が少なくないはずです。それを裏づけるように、最近、その関係を解明した研究が、化粧品メーカーから発表されました。

　主役は、筋肉から分泌されるマイオネクチンというホルモン。これが、運動の刺激により、筋肉から分泌されると、血流にのって皮膚に運ばれ、シミのもとになるメラニンの生成を抑制するといいます。ほかにもマイオネクチンには、コラーゲンの産生を高め、肌の弾力を維持する効果や、シワの予防も期待できる可能性があることもわかりました。

　ゆるHIITなどの運動により、筋肉に強い刺激を与えると、成長ホルモンが分泌されます。成長ホルモンには、**肌の生まれ変わりを促す**効果もあります。オーストラリアとニュージーランドで行った実験では、HIITをやると、**閉経後の女性の骨密度を上げる**ことも確認されました。

　体全体の筋肉のうち7割は下半身にあるため、下半身を強化するゆるHIITは、女性の悩みである**冷えやむくみを改善**します。ゆるHIITでこうした効果を得たいなら、下半身を重点的に強化することを意識してみましょう。

あごのラインがシャープになり肌の明るさもアップした

柴田小百合さん
56歳

　体力をつけるためにも、何か運動をしたい。そう思っていたときに出合ったのがゆるHIITです。

　初めてやり終えたとき、「体を動かすのは、なんて気持ちがいいのだろう」と思いました。

　体が変わっていくのを感じられるようになったのは、5回目くらいからです。まず、肌のくすみや胃腸の重たさが消えました。続いて、プルプルとゆれていた二の腕のお肉がかなり引き締まり、肩関節を大きく動かすことができるようになりました。それと同時に、肩のこりや痛みが軽くなり、食べすぎても、以前より太りにくくなりました。

　身長156cmで体重49kgだったのが、ゆるHIITを始めて5ヵ月で－2kgの47kgを達成。「お肌がすごくきれいになった。ワントーン明るくなったみたい」とゆるHIIT仲間にほめられました。娘も私の顔を見て、「あごのラインがシャープになって肌がつやつやしてきた。私もゆるHIITをやる！」といって、とうとう私といっしょに行うようになりました。

　ゆるHIITはほんの数分で終わる運動ですが、やればやるだけ変化が実感できます。これからも美容と健康のため、ずっと続けていくつもりです。

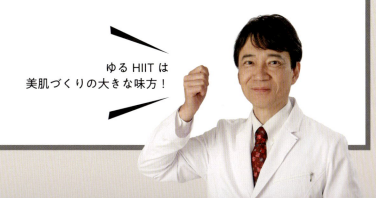

ゆるHIITは
美肌づくりの大きな味方！

「楽しい」「短時間でOK」「続けられる」が ゆるHIITの魅力

　第2章では、ゆるHIITの持つさまざまな効果について、当クリニックの患者さんの具体的な例とともにご紹介してきました。

　冒頭でもお話ししたように、私は運動が苦手です。元来、汗っかきなので、できれば体を動かしたくありません。そんな私が自信をもってお勧めする運動が、ゆるHIITです。なぜなら、たった4分のHIITをやるだけで、ダイエットをはじめ、糖尿病や高血圧、ガンなどの生活習慣病、フレイル（介護予備軍）、体の痛みの改善から、脳活、リハビリ、美容にまで、幅広い効果が得られるからです。

　運動は、全身のさまざまな部分によい影響を与えます。しかし、やればやるほど効果が高まるわけではありません。やりすぎると、逆に免疫力が下がったり、酸化ストレスがふえたり、回復に時間がかかったりします。ケガや故障のリスクも高まります。

　例えば、ラットで運動強度の効果を比較した、おもしろい実験があります。強い運動をさせたラットの関節の軟骨はすりへりました。そして、運動を全然しなかったラットの軟骨もすりへりました。ところが、適度な強度の運動をさせたラットの軟骨は、すりへりが一番少なかったのです。

　運動の目的が美容や健康なら、運動は「適度であること」がとても重要になります。それにはゆるHIITがぴったりなのです。トレーニングが「No pain, no gain.（痛みなくして、得るものなし）」といわれたのは昔の話。これからは、**最低限の運動習慣で、最大限の効果**を狙いませんか？

　当クリニックの患者さんも、「ゆるHIITはちょっとキツいけど楽しい」「またやりたくなる」とおっしゃいます。**「短い」「楽しい」「続けられる」**。これがゆるHIITの魅力です。

第 **3** 章

ゆるHIITが
体にいい
理由

ゆるHIITについて、さらに詳しく

　ゆるHIIT（ヒット）は、いま世界を席巻している「HIIT」（High-Intensity Interval Training）がベースです。

　HIITとは、「高強度インターバルトレーニング」のこと。高強度・短時間の運動を、インターバル（休憩）をはさみながら行います。

　2018年のスポーツ部門の論文数は、ほかの有酸素運動を抑え、HIITが堂々1位に躍り出ました。世界中でHIITの研究が進んでおり、医学的な見地からも注目されています。

　その元祖といえるのが、立命館大学の田畑泉（たばたいずみ）教授が考案した「タバタ式トレーニング（TABATA）」です。金メダリストが練習に取り入れたことで、広く知られるようになりました。

　HIITにはさまざまなやり方がありますが、「20〜60秒運動して10〜30秒休む」を8回くり返すのが一般的です。HIITには、決まった運動メニューはありません。エアロバイクやウエイトトレーニングなど、幅広い運動メニューを組める自由度の高さも、HIITの人気の理由でしょう。

　運動強度の目安となるのは、最大酸素摂取量です。しかし計測が難しいため、通常は「心拍数」を用います。最大心拍数の限界を100％とした場合、HIITは80〜90％の負荷、TABATAは90％以上。特にTABATAは、終わったあとに倒れ込んでしまうほどハードです。ですから、これまでHIITは、どうしてもアスリート向けのトレーニングとのイメージがありました。

　ところがここにきて、HIITは最大心拍数の60〜70％程度の強度であっても、もたらされる運動効果はさほど変わらないとする新たなエビデンス（科学的根拠）が示されたのです。

48　第3章　ゆるHIITが体にいい理由

加えて、HIITは短時間であるものの、ウォームアップやクールダウン、筋肉のリカバリー、運動する場所への移動時間などを加えると、時短メリットはかなり抑えられるとの指摘もあります。そこで、最近では、「少量HIIT（Low Volume HIIT）」と呼ばれる、より少ない負荷で時間効率のいいHIITに焦点が当てられるようになりました。「HIITはキツいから自分にはムリ！」と思っていた人には朗報ではないでしょうか。

　当クリニックが治療やリハビリに導入してきたゆるHIITは、まさにこの「少量HIIT」です。特に器具は必要とせず、入念なウォームアップやクールダウンを要するほど、強度は高くありません。ケガや故障のリスクが低く、筋肉の回復も速やかです。1人でも多くのかたに、ゆるHIITを知っていただきたいと思います。

いろいろなHIIT

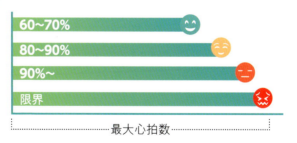

ゆるHIIT	60〜70%
HIIT	80〜90%
TABATA	90%〜
10オールアウト	限界

最大心拍数

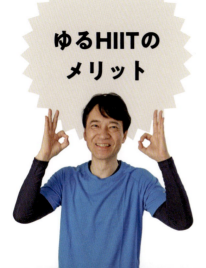

ゆるHIITのメリット

- 器具がいらない
- 入念なウォームアップやクールダウンはいらない
- ケガや故障のリスクが低い
- 筋肉の回復が速い

ゆる HIIT のメリット❶
運動不足の解消に最適

代謝は20代から急激に低下！
30代から肥満が増加する

　誰しも、運動をしたほうがいいことは、なんとなくわかっていると思います。でも、なぜ運動をしたほうがいいのでしょうか。

　結論をいえば、**運動は「薬」**だからです。

　2007年、米国医師会と米国スポーツ医学会は共同で「Exercise is Medicine（運動は薬）」と宣言しました。古代ギリシャの医師・ヒポクラテスが残した「歩くことは最良の薬である」との格言も有名です。

　しかし、残念ながら日本人の歩数はへり続けています。2018年に厚生労働省が公表した「国民健康・栄養調査」によると、成人の１日あたりの平均歩数は男性6794歩、女性5942歩。3000歩にも満たない人が、全体の３割に達しているという調査結果もあります。

　肥満は、30代から急増します。「昔はちょっと食べなかったらすぐに体重が元に戻ったのに、最近ではなかなか戻らない」といった経験はありませんか？　これは代謝が下がってきている証拠。代謝は20代から急激に低下します。女性の場合、10代に比べると、20代では20％も基礎代謝（安静時に消費するエネルギー）が低下しているとわかっています。

　すると、**若いころと同じように食べていると、消費されるエネルギーがヘリ、だんだん太ってしまう**のです。

　そして、肥満は見た目だけの問題にとどまりません。肥満が、糖尿病や心血管疾患に密接にかかわることはよく知られています。最近では、肥満が多くのガンの罹患率を高めることが、さまざまな疫学研究で裏づけられるようになりました。世界保健機関（WHO）が発表した「肥満

1日の歩数の平均値の推移

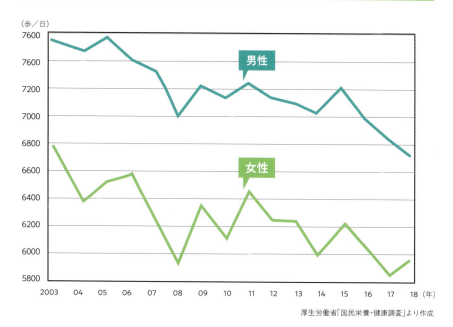

厚生労働省「国民栄養・健康調査」より作成

の抑制が予防につながるガン種」は、胃ガン、大腸ガン、肝臓ガン、乳ガン、子宮ガンなどです。**脂肪細胞は炎症性の物質を大量に発生させ、ガンの成長を促す**というメカニズムが一部のガンで明らかになっています。

　このように幅広い効果が期待できる運動ですが、やはり簡単にできて、きちんと効果が出るものであることが大切です。その点でも、1日4分でOKのゆるHIITが最適であるといえます。

ゆるHIITのメリット❷
燃焼しやすい体になる

ウォーキングやランニングは
太りやすい体をつくる!?

　ダイエットをしようとなると、すぐ思い浮かべるのが食事制限です。でも、いまの日本人のエネルギー摂取量は、終戦直後と変わらないことをご存じですか?

　厚生労働省の「国民健康・栄養調査」によれば、戦争終結の翌年の1946年が1903kcal。高度経済成長期にある1975年がピークで2226kcal。2018年は1900kcal。つまり、現代の日本人は決してエネルギーをとりすぎているわけではないのです。それなのに、糖尿病患者数が過去最多となっているのは、運動量がへった影響が大きいと考えられます。

　ところが、30〜40分走った程度では、大してエネルギーは消費されません。例えば、60kgの人が30分のランニングで4km走ったとすると、消費カロリーは261kcal。つまり、1kgの脂肪を燃やすためには、約17時間も走らないといけない計算になります。こうしてみると、ランニングで消費カロリーをふやすのは、決して効率がいいとはいえませんね。

　ランニングやウォーキングのような有酸素運動を長期間続けていくと、遅筋だけが成長していくのも問題です。

　筋肉には遅筋（赤筋）と速筋（白筋）があります。ランニングで遅筋がふえても、速筋が衰えれば、だんだん歩くスピードが遅くなって歩幅もせまくなり、歩く力は落ちていきます。しかも、どんどんエネルギー消費の少ない体、運動をやめるとリバウンドしやすい体になってしまうのです。

　ですから、有酸素運動だけでなく、筋トレのような無酸素運動を取り

1日の摂取エネルギー量の推移

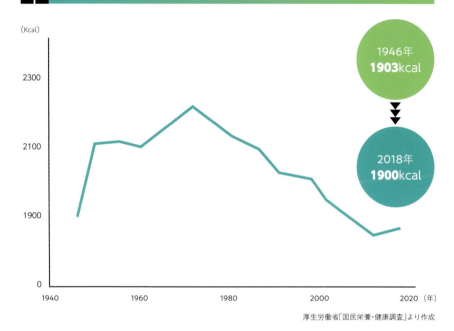

厚生労働省「国民栄養・健康調査」より作成

摂取エネルギー量は、1946年は1903 Kcal、
2018年は1900Kcalと、ほとんど変わっていない。

入れるのがポイントです。無酸素運動で筋肉量がふえれば、基礎代謝がアップします。これにより、日常の生活で消費されるエネルギーもふえます。その点でも、**有酸素運動と無酸素運動が同時にできるゆるHIITがお勧めできる**わけです。

「筋トレみたいな無酸素運動をするとムキムキした体にならない？」と心配される女性もいますが、安心してください。よほど特殊な運動をしない限り、筋肉ムキムキのボディには、なりたくてもなれません。

そして、さらに燃焼しやすい体を目指すには、細胞内のミトコンドリアに目を向ける必要があります。

ゆるHIITのメリット❸
ミトコンドリアがふえる
いくつになっても細胞レベルから若返ることができる

ミトコンドリアとは、細胞の中にある小さな器官です。酸素を取り込んで糖や脂肪を分解し、体内での代謝・合成に重要な働きをするアデノシン三リン酸（通称ＡＴＰ）を合成しています。

ミトコンドリアの量は、加齢とともに減少します。ミトコンドリアの機能が弱まると、エネルギーの生成がへり、代謝が下がり、疲れやすくなります。逆に、ミトコンドリアの質と量を改善すれば、全身が若返って代謝が上がり、免疫力アップにもつながるのです。

ミトコンドリアをふやす方法の１つに、ちょっとキツい思いをして体に喝を入れ、「エネルギーが足りないよ！」と体にわからせる方法があります。強い運動をして、筋肉に乳酸がたまると、ミトコンドリアの量がふえることがわかっています。

右上の図は、HIITの効果を12週間、検証した結果です。対象者は、男女各36人。30歳以下の若者と、65歳以上の高齢者に分け、さらに①自転車エルゴメーターを使った週３回のHIIT、②週４回の筋トレ、③30分のサイクリングと筋トレのミックスの３つのグループで、トレーニング後の変化を調べたものです。

すると、①のHIITのグループと、③のミックスを行ったグループでは、若者も高齢者も最大酸素摂取量が増加しました。

次に、右下のミトコンドリアの増加量。これも、HIITをしたグループが最も増加しました。この実験では、HIITがミトコンドリアを効果的にふやすことが裏づけられました。特に、高齢者グループのミトコンドリアが大きく増加したことに注目してください。

12週間のHIITによる最大酸素摂取量の変化

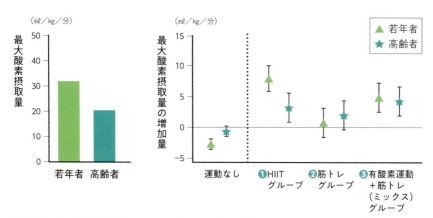

若者も高齢者も、❶のHIITグループと❸のミックスグループは最大酸素摂取量が増加。❷の筋トレのみのグループは変化なし。

12週間のHIITによるミトコンドリアの増加量の変化

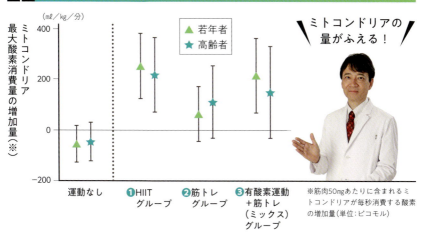

ミトコンドリアの量がふえる！

※筋肉50mgあたりに含まれるミトコンドリアが毎秒消費する酸素の増加量（単位：ピコモル）

❶のHIITグループは、❸のミックスグループよりミトコンドリア量が増加。しかも若者よりも高齢者のほうが、ミトコンドリアの増加幅が大きかった。❷の筋トレのみのグループと❸の高齢者は変化なし。

(Robinson MMほか　Cell Metab　2017より改変) 参考文献『世界一効率がいい最高の運動』(かんき出版)

ゆる HIIT のメリット❹
持久力が向上する

遅筋が鍛えられ、全員の持久力が向上した

先ほどの実験で、HIIT を実践すると、ミトコンドリアの量と質が大きく改善することがわかりました。続いて、私が院長を務める「みらいクリニック」で、ゆる HIIT の効果を検証したデータをお見せしましょう。

ミトコンドリアの量を正確に調べるには、外科的に筋肉の断片を切り取って顕微鏡で観察する「筋生検」を行う必要があります。しかし、クリニックの患者さんにそこまではできませんから、ここでは「踏み台昇降」と「垂直跳び」で簡易的に判定しています。踏み台昇降は持久力を、垂直跳びは瞬発力や筋力を、大まかにとらえる目安になります。どちらも事前に加圧トレーニングでウォームアップを施しています。

まずは、踏み台昇降の結果です。対象者は24人。すべて女性です。平均年齢は64.3歳でした。検証では、週１回のゆる HIIT を８週間行ってもらいました。そして、検証前の数値と、８週間後の数値を調べたところ、**平均20.2回だったのが23.7回と、3.5回増加しました。ゆる HIIT を行ったのは、たったの８回です。**

踏み台昇降では、持久力にすぐれた遅筋（赤筋）が使われます。酸素を取り込みながら行う有酸素運動で、体脂肪を燃やす効果があります。心肺機能が高まり、中性脂肪や悪玉コレステロールをへらし、その結果、善玉コレステロールをふやすことにもつながります。

全員の持久力が向上したのは、遅筋のミトコンドリア機能が改善したことによるものと考えられます。

56　第3章　ゆるHIITが体にいい理由

8週間のゆるHIITによる踏み台昇降の回数の変化

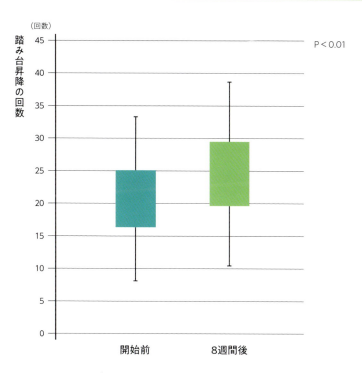

週1回のゆるHIITを8週間行ったところ、1分間の踏み台昇降の回数が、平均20.7回から23.7回にふえた（平均年齢64.3歳）みらいクリニック調べ

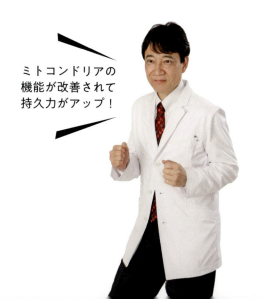

ミトコンドリアの機能が改善されて持久力がアップ！

ゆる HIIT のメリット❺
瞬発力が向上する

瞬発力が全員アップしたと、垂直跳びで検証

次に、垂直跳びのデータです。56ページの踏み台昇降の検証と同じく、対象者は24人。平均年齢は、64.3歳で全員女性です。

週1回のゆる HIIT を行い、8週間後の変化を調べました。すると、**開始前は平均23cm の高さだったのが、25.7cm になりました。つまり、平均2.7cm も高く跳べるようになった**のです。この結果は、統計的にも意味のある数値でした。

垂直跳びは、無酸素運動です。主に、瞬発力に長けた速筋（白筋）が使われます。速筋が増加すると、筋力や基礎代謝がアップします。

測定では、全員の数値が上がりました。これは、**速筋の量がふえたことによる**と考えられます。

週1回の運動を8週間（8回）行っただけで、この年代で、これほど体力が向上する運動はなかなかないといえるでしょう。特に瞬発力にかかわる速筋は、ラジオ体操やウォーキングでは鍛えるのがむずかしい筋肉です。速筋が衰えると、つまずきやすくなり、とっさに体勢を立て直すことができません。速筋を鍛えることは、サルコペニア（加齢や疾患により、筋肉量が減少すること）の予防やフレイル（介護予備軍）対策にもつながります。

日本では、治療やリハビリに HIIT を取り入れている施設はあまりないので、こうしたデータを取っているところはまだまだ少ないとみられます。しかし、**いくつになってもゆる HIIT のような運動を継続すると、持久力も瞬発力も向上する**ということは、ご高齢の皆さんを大いに勇気づけるものだと思います。

58 第**3**章　ゆるHIITが体にいい理由

8週間のゆるHIITによる垂直跳びの記録の変化

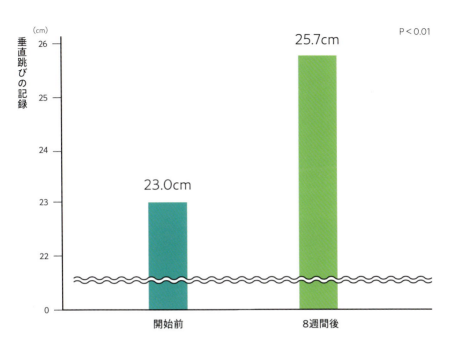

週1回のゆるHIITを8週間行ったところ、
垂直跳びの記録が、平均23cmから25.7cmにふえた（平均年齢64.3歳）

みらいクリニック調べ

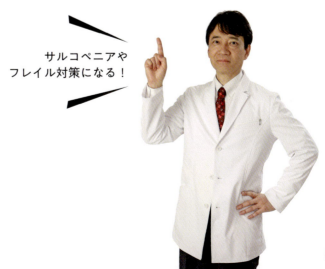

サルコペニアや
フレイル対策になる！

ゆる HIIT のメリット❻
抗炎症作用がある
病気や老化を進行させる「慢性炎症」を抑制

　運動嫌いの私が、このような運動の効能に着目するようになった理由の1つに、近年、医学界のトピックになっている「慢性炎症」があります。

　炎症とは、生体に備わる防御反応です。ケガややけど、感染などで肌が赤く腫れたり、熱を持ったりすることは、本来、人間の正常な反応です。ところが、痛みも熱もほとんどない炎症があり、これがくすぶることで血管や臓器の細胞が傷つき、病気の引き金になることがわかってきたのです。

　身近な例では、歯周病があります。歯周病は、ギネスブックにも掲載された世界で一番多い感染症です。これが、高血圧や糖尿病、脳卒中などの原因になることはよく知られています。

　そんな慢性炎症の原因には、老化やストレス、口呼吸などがあります。そして、「肥満」。食べすぎや運動不足で過剰になったエネルギーは、脂肪細胞にたくわえられます。脂肪細胞がパンパンになると、そこに異常を感じた免疫細胞が集まって炎症を起こします。これが、さまざまな臓器に飛び火し、メタボリックシンドロームや高血圧、糖尿病、ガン、アルツハイマー病などを発症させると考えられています。

　しかし、慢性炎症につける薬はありません。慢性の病気は、複数の原因が絡み合うので長引きやすく、処方される薬も多くなりやすいため、医療費もかさんでいく一方です。

　ところが、ここに突然、救世主が現れたのです。もうおわかりですよね。そう、「運動」です。

60　第3章　ゆるHIITが体にいい理由

運動をすると筋肉からマイオカインが分泌される

　体の機能が常に一定になるよう、体温や水分などのバランスをとる役割を果たすホルモン。これまでは、臓器だけでつくられるとされてきましたが、それがなんと、筋肉からも分泌されることが明らかになりました。

「筋肉からホルモンが出るの？」とびっくりするかもしれません。しかし、筋肉から出るホルモンは、「マイオ（筋肉）カイン（作用物質）」と名づけられ、すでに300種類以上も発見されています。

　しかも、このマイオカイン、「ガンを抑える」「耐糖能改善」「脂肪分解」「海馬（脳で記憶を司る部位）の新生」「認知症予防」など、その作用は驚くほど多岐にわたります。これまでも、運動をすると成長ホルモンが分泌されることはわかっていましたが、さらに筋肉から出る多様なホルモンが発見されたことで、医学界も俄然、「運動」の重要性に目を向けるようになったのです。

　例えば、タレントの阿藤快さんや藤田まことさんの突然死の原因となった、腹部大動脈瘤という病気があります。これも、血管壁に起こる炎症から始まります。おなかにできた動脈瘤が徐々にふくらみ、最終的には破裂してしまう病気ですから、患者さんは気が気ではありません。しかしこれまでは、手術以外に打つ手はありませんでした。

　ところが、動脈瘤も、運動をすると筋肉から出るインターロイキン6（IL-6）というマイオカインの作用で、動脈瘤が大きくなるのを抑制できることがわかったのです。しかも、炎症も抑えられていました。

　どうして炎症が抑えられたのでしょうか。実は、インターロイキン6は炎症物質ですが、これが分泌されると、炎症が抑えられるという不思議な現象が起こります。

　運動はやりすぎるとかえって炎症を起こしますが、適度な運動でイン

ターロイキン6などのマイオカインがパルス的（脈動的・右の図参照）に放出されると、抗炎症的に働き、それで炎症が治まっていくのではないかとみています。実際に、インターロイキン6を体内に注射すると、炎症物質を抑えられたという研究もあります。

　ほかにも、注目されるマイオカインはたくさんあります。例えば、「若返りホルモン」と呼ばれるイリシンには、ミトコンドリアをふやしたり、白色脂肪を燃焼系の褐色脂肪に変えたりする働きがあります。また、SPARCというマイオカインには、大腸ガンのガン細胞を自殺（アポトーシス）させる作用があり、大腸ガンの予防につながるメカニズムが解明されています。これらは、HIITでふえることが実証されました。

　このように、薬に勝るとも劣らない効果が期待されるマイオカインですが、運動で効率よく分泌させるには条件があります。マイオカインを分泌させるのは、細胞の環境を悪くする、いい換えれば細胞に負荷をかけるような、強度の高い運動です。さらに、それが「適度」であることもポイントです。激しい運動を長くしすぎると、細胞や組織が壊れたり、ストレスホルモンが出たりして、かえって体調が悪くなることがあるからです。

　つまり、**「高強度」で「短い」HIITや、それが「適度」な強度のゆるHIITのような運動は、マイオカインの恩恵を大いに受けられる**といえるのです。

62　第3章　ゆるHIITが体にいい理由

慢性炎症の治まるしくみ（模式図）

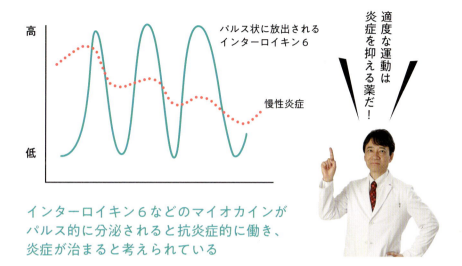

インターロイキン6などのマイオカインがパルス的に分泌されると抗炎症的に働き、炎症が治まると考えられている

運動による炎症応答の変化

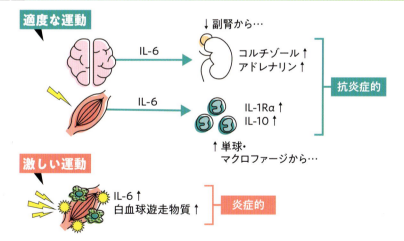

適度な強度の運動をすると、インターロイキン6が抗炎症的に働き、炎症が治まる。激しすぎる運動を長くすると、細胞や組織が壊れたり、ストレスホルモンが出たりして、体調が悪化することがある。

参考文献　実験医学2019年5月号

ゆるHIITは薬です。さあ、始めましょう！

　ゆる HIIT は、最大心拍数の60〜70％をめざす運動です。HIIT と同様の効果を得ることができ、運動嫌いな人や、しばらく運動から遠ざかっていた人、何をやっても続かなかった人、さらにリハビリが目的の人、筋力が低下した高齢のかたでも無理なく続けられる、画期的なトレーニングだと思います。

　最大心拍数の60％程度の強度でも、ふだん使っていない筋肉を鍛えることで、**最大酸素摂取量は上がり、心肺能力は高まります**。乳酸もたまって、細胞内のミトコンドリアが生まれ変わるので、**いくつになっても細胞レベルから若返ることができます**。

　また、ゆる HIIT は、いつもより高い負荷がかかるので、**日ごろ使わない「速筋」を鍛えることができます**。速筋は、基礎代謝を高めます。高齢者は転倒リスクが下がり、フレイル対策としても有効です。

　さらに、成長ホルモンや、最近注目されているマイオカインが分泌されることで、**脂肪の減少や免疫力アップ、ガンの抑制、耐糖能改善、脳の活性化**など、たくさんの効果を得ることができます。

　運動嫌いな医者が、ゆる HIIT をすすめる理由は、もうじゅうぶんおわかりになりましたよね？

　さあ、始めましょう！

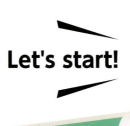

Let's start!

第4章
ゆるHIITの
やり方

ゆる HIIT にチャレンジ！

必ず効果を出すための正しいやり方を、「みらいクリニック」の石田 力トレーナーが伝授。
道具は何もいりません。必要なのは4分動き続ける気持ちだけ！
さあ、いっしょにがんばりましょう！

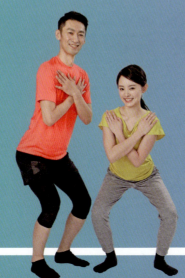

モデル
石田 力
(みらいクリニック)
田中愛梨
(オスカープロモーション)

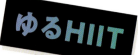

基本のやり方

動画もチェック

　ゆるHIIT（ヒット）は、「ややキツめの20秒の運動＋10秒の休憩」を8セットくり返す運動です。基本的には、**4種類の運動を2周分**行います。その組み合わせは、70〜117ページを参考にしてください。そして、**最後に心拍数を測ります**。これを、週2〜3回のペースで行います。

　以下に、70〜117ページの運動のやり方ページの見方を記します。

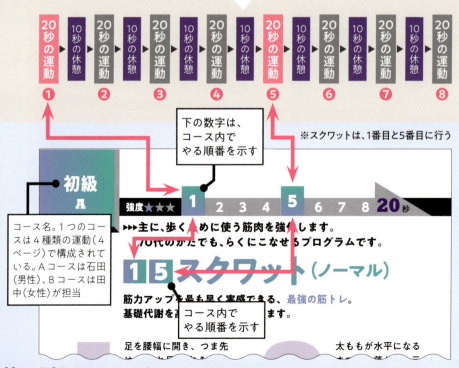

ゆる HIIT を行う際に、無理をする必要は全くありません。まずは、基本となる**初級 HIIT から始めて、できるようになったら、中級、上級コースへと進む**ようにしてください。

　また、それぞれの運動には、三段階の強度が設定してあります。★の数が多いほど、強度が高い運動になります。最初は、強度★の運動をすることが多いと思いますが、慣れてきたら強度★★や強度★★★の運動を行うようにしましょう。

　ゆる HIIT を週２～３回のペースで続けていると、最初はややキツイと感じていた運動が、徐々にらくにできるようになっていきます。前回よりも「ハァハァ」と息が上がらず、らくにできると感じたときは、もっと速く、大きく動いて負荷を上げてみましょう。

　また、初級・中級・上級のコースのほか、**イスを使って行う「イス HIIT」や、寝たままでできる「寝 HIIT」、足音がしない「静音 HIIT」**を加えました。動きに制約があるかたや、音を出せない場所・時間で行うかたは、ぜひ参考にしてください。

▶ イス HIIT（94 ～ 101 ページ参照）

ポイント

- ☑ ゆるHIITは心拍数を上げるのが目標なので、正しいフォームにこだわるより、なるべく速いペースで行いましょう。

- ☑ 休憩中は完全に動きを止めず、軽い足踏みなどで動いていると、体への負担が軽減されます。

- ☑ 終了後は少し体を動かしながら心拍数を数え、運動がどのくらいの強度に達していたかを確認しましょう。

- ☑ 運動中は口で呼吸してもかまいませんが、運動後と休憩中は、鼻で呼吸しましょう。運動中はマスクを外してください。

★開始する前の準備

　まず、秒針のある時計、または秒数を確認できるアプリを用意します。アプリは「タバタ」や「HIIT」で検索すると、無料アプリがたくさん出てきます。ご自身で使いやすいものをダウンロードしてください。

★心拍数の計測について

　ゆるHIITは、最大心拍数（拍動が最も速くなった場合の、1分間あたりの限界値的な心拍数）**の60～70%の強度で行います。**運動を終えたら、すぐ心拍数を測定し、最大心拍数の60～70%の強度に達していたかを確認しましょう。

　自分が目標とすべき心拍数を確認するには、簡易計算式で求めるか、下の年代別の目安を参考にしてください。

★ゆるHIIT後の目標心拍数の出し方

$$（220 － 年齢）× 0.6 \text{ or } 0.7$$

★年代別の目標心拍数（1分あたり）

20歳	120～140	25歳	117～137	30歳	114～133	35歳	111～130
40歳	108～126	45歳	105～123	50歳	102～119	55歳	99～116
60歳	96～112	65歳	93～109	70歳	90～105	75歳	87～102
80歳	84～98	85歳	81～95	90歳	78～91	95歳	75～88

★心拍数の測り方

　運動後の心拍数は、パルスオキシメーターや、心拍計機能つきのスマートウォッチをつけていれば、簡単に測定できます。お持ちでないなら、「脈拍」を数え、それを目安にします。心拍数の測り方は下の写真を参考にしてください。

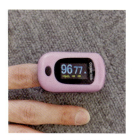
▲指先で心拍数を測るパルスオキシメーター

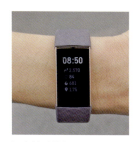
▲心拍計機能つきのスマートウォッチもある

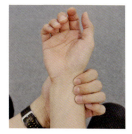
▲人差し指、中指、薬指の3本をそろえて手首の動脈に当て、15秒間数える。それを4倍にする

　心拍数を測るのがめんどうなら、体感でもかまいません。最大心拍数の60〜70％の運動は、**ちょっとキツいレベルの運動で、「ハァハァ」と少し息が上がっているかどうかが、わかりやすい目安**になります。全く息が上がっていなければ、ゆるHIITの目標心拍数には達していないと考えられます。

　※ゆるHIITは、多くのかたに安全に取り組んでいただけるよう配慮していますが、心拍数には個人差があることに注意し、高血圧などの持病があるかたは、運動を始める前に主治医に相談してください。運動の前後には、簡単なウォーミングアップとクールダウンを行いましょう。

さあ、ゆるHIITをやってみましょう！ ➡

初級 A　強度★★★　1 2 3 4 **5** 6 7 8 **20秒**

▶▶▶ 主に、歩くために使う筋肉を強化します。
70代のかたでも、らくにこなせるプログラムです。

15 スクワット(ノーマル)

筋力アップを最も早く実感できる、最強の筋トレ。
基礎代謝を高め、下半身を鍛えます。

1 足を腰幅に開き、つま先はひざと同じ向きで立つ。両手は前に出しても、腕を組んでもよい

手を前に出すほうが、バランスを取りやすい

2 太ももが水平になるまで腰を落とし、元の姿勢に戻る動きをくり返す

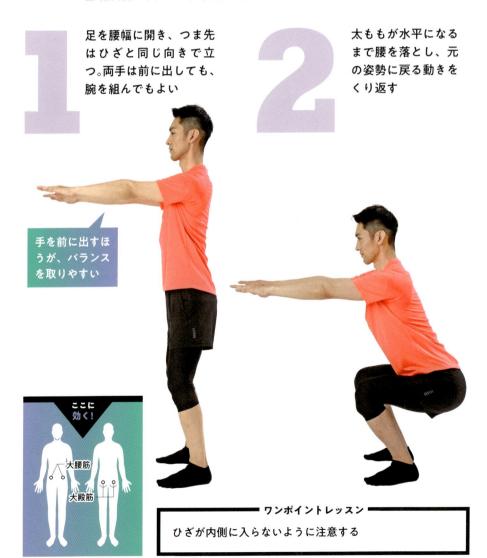

ここに効く！　大腰筋　大殿筋

──ワンポイントレッスン──
ひざが内側に入らないように注意する

強度★★★　1 **2** 3 4 5 **6** 7 8 **20**秒

2 6 クランチ（ノーマル）

おなか（腹直筋）の上部を鍛える定番の腹筋エクササイズ。
おなかやせが期待できます。

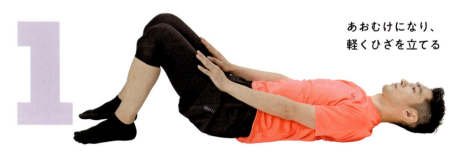

1 あおむけになり、軽くひざを立てる

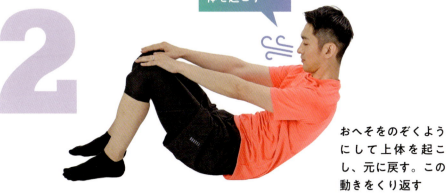

2 息を吐きながら体を起こす

おへそをのぞくようにして上体を起こし、元に戻す。この動きをくり返す

―― ワンポイントレッスン ――

手で頭を持ち上げたり、反動をつけたりしない

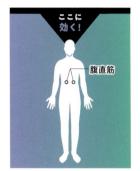

ここに効く！
腹直筋

初級 A

強度 ★★★　1　2　**3**　4　5　6　**7**　8　**20**秒

3 7 マウンテン クライマー

**ロッククライミングからきた動作です。
引き上げる筋力や、体幹の筋力をアップします。**

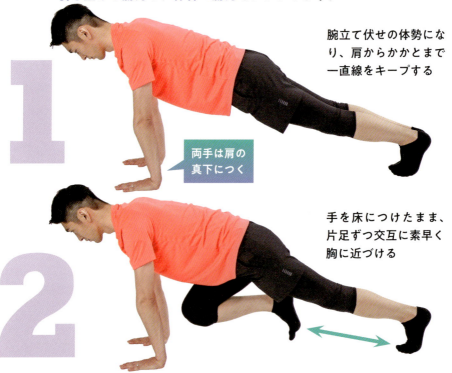

1
腕立て伏せの体勢になり、肩からかかとまで一直線をキープする

両手は肩の真下につく

2
手を床につけたまま、片足ずつ交互に素早く胸に近づける

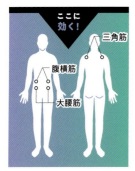

ここに効く！
三角筋
腹横筋
大腰筋

ワンポイントレッスン

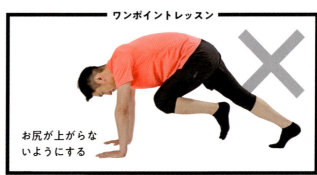

お尻が上がらないようにする

強度 ★★★　1　2　3　**4**　5　6　7　**8**　**20**秒

4 8 フライジャック

両足を広げながら、両手を前から上に上げる運動です。
短時間に効率よく心拍数を高めます。

1 両足を閉じ、両手は体の横に置く

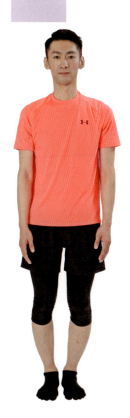

2 手は肩幅に広げる

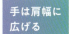
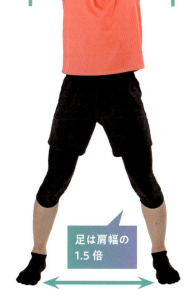

ジャンプしながら手を前から頭の上に振り上げ、両足を広げる

足は肩幅の1.5倍

3 ジャンプしながら手を下ろし、両足を閉じて1に戻る。これをくり返す

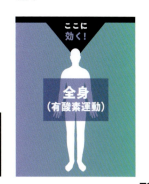

ここに効く！
全身
（有酸素運動）

――― ワンポイントレッスン ―――
反ったり前かがみになったりせず、背すじをまっすぐ伸ばして行う

73

初級 B

強度 ★★★　1 2 3 4 5 6 7 8　20秒

▶▶▶ 運動不足や、筋肉の衰えを感じる人に。**下半身と体幹を強化**することは、トレーニングの基本といえます。

15 ジャンピングジャック
（ノーマル）

カロリー燃焼効果がとても高い運動メニューです。体をほぐし、全身の血流を促します。

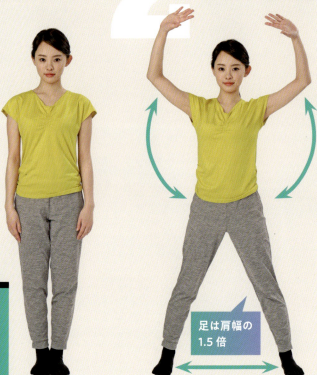

1 手は体の横に置き、足を閉じて立つ

2 両手と両足を大きく横に広げながらジャンプする。ジャンプして素早く閉じることをくり返す

足は肩幅の1.5倍

ここに効く！
全身
（有酸素運動）

―― ワンポイントレッスン ――
できるだけ手足を素早く開閉し、回数をこなしましょう

第4章　ゆるHIITのやり方

強度★★★ 1 **2** 3 4 5 **6** 7 8 **20**秒

26 バックランジ

大殿筋とハムストリングを鍛えられる筋トレ。
太ももまわりとお尻の引き締めに最適です。

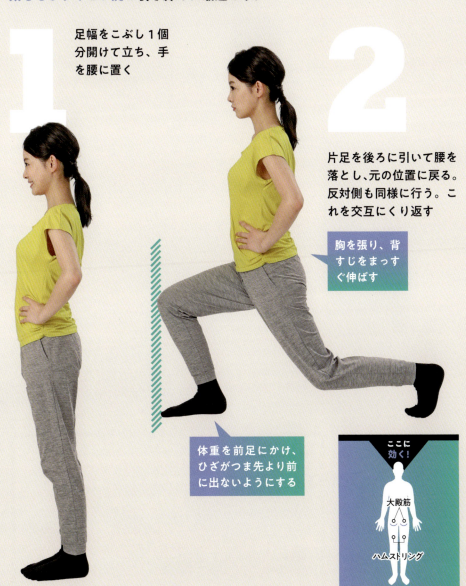

1 足幅をこぶし1個分開けて立ち、手を腰に置く

2 片足を後ろに引いて腰を落とし、元の位置に戻る。反対側も同様に行う。これを交互にくり返す

胸を張り、背すじをまっすぐ伸ばす

体重を前足にかけ、ひざがつま先より前に出ないようにする

ここに効く！
大殿筋
ハムストリング

初級 B

強度 ★★★ 1 2 **3** 4 5 6 **7** 8 **20**秒

3 7 バタ足

バタバタと足を動かすだけのシンプルメニュー。
なるべく速く動かし、心拍数を上げましょう。

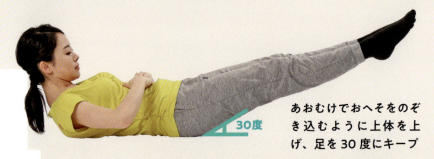

1 あおむけでおへそをのぞき込むように上体を上げ、足を30度にキープ

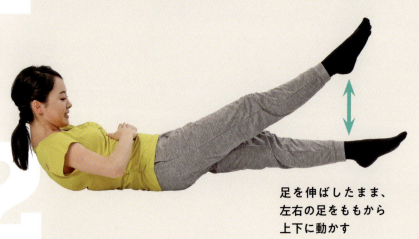

2 足を伸ばしたまま、左右の足をももから上下に動かす

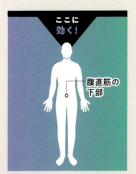

ここに効く！
腹直筋の下部

ワンポイントレッスン

頭が床についた状態で行ってもよい（強度★）

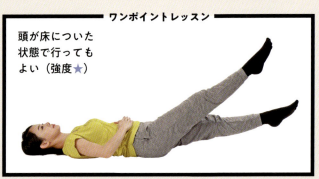

第**4**章 ゆるHIITのやり方

強度★★★　1 2 3 **4** 5 6 7 **8** **20秒**

48 ダッシュ

心肺機能の向上と**ダイエット**に効果大。
細かいフォームはあまり気にせずに行ってください。

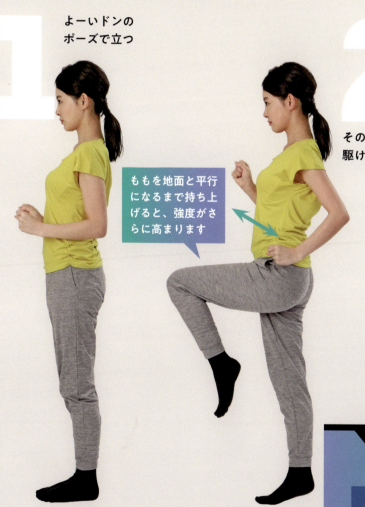

1 よーいドンの
ポーズで立つ

2 その場で
駆け足をする

ももを地面と平行
になるまで持ち上
げると、強度がさ
らに高まります

ここに効く！
全身
（有酸素運動）

──── ワンポイントレッスン ────
腕をしっかり振り、全力でダッシュ

中級 A

強度 ★★★ 1 2 3 4 **5** 6 7 8 **20秒**

▶▶▶ 全身の筋力を底上げするメニューです。日ごろ、あまり使わない胸の筋肉にもしっかりアプローチします。

15 腕立て伏せ（ノーマル）

女性はバストアップ、男性は分厚い胸板に。二の腕の引き締め効果も期待できます。

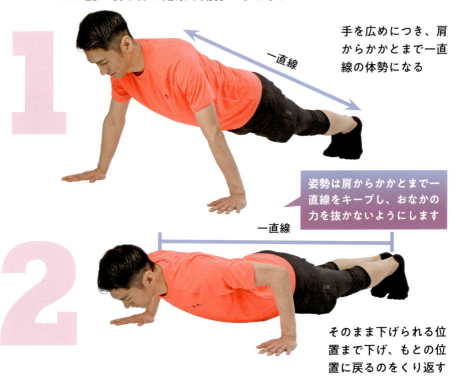

1 手を広めにつき、肩からかかとまで一直線の体勢になる

一直線

2 姿勢は肩からかかとまで一直線をキープし、おなかの力を抜かないようにします

一直線

そのまま下げられる位置まで下げ、もとの位置に戻るのをくり返す

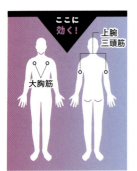

ここに効く！
大胸筋／上腕三頭筋

―― ワンポイントレッスン ――

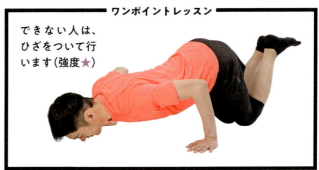

できない人は、ひざをついて行います（強度★）

第4章 ゆるHIITのやり方

強度 ★★★　1 **2** 3 4 5 **6** 7 8　**20**秒

26 スクワット（ナロー）

「歩く力」に直結する、**太ももの筋肉**を鍛えます。
たるんだひざ上のお肉もすっきり解消！

1

足幅をこぶし1個分広げて立ち、腕を前に伸ばす

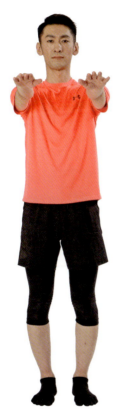

2

バランスをとりながら、ひざを90度の角度まで曲げ、もとの体勢に戻る。これをくり返す

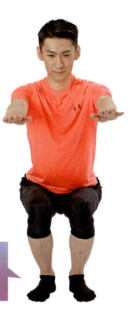

足幅を狭くすることで、ももの前側の筋肉に効きます

ワンポイントレッスン

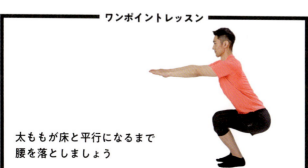

太ももが床と平行になるまで腰を落としましょう

ここに効く！

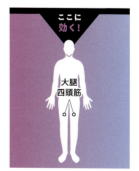

大腿四頭筋

79

中級 A

強度 ★★★　1 2 3 4 5 6 7 8　**20**秒

15 クロスジャック

ジャンプを取り入れた有酸素運動。
ジャンプの高さをしっかりキープしましょう。

1
足幅を肩幅よりやや広めに開き、手は水平に伸ばす

2
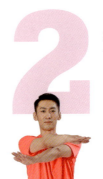
ジャンプしながら右手が上、右足が前にくるようにクロスさせる。ジャンプしながら1に戻る

3
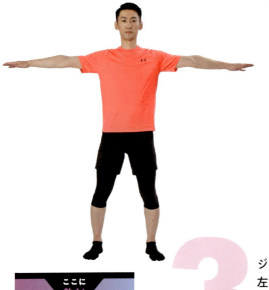
ジャンプしながら左手が上、左足が前にくるようにクロスさせる。これをくり返す

ここに効く！
全身（有酸素運動）

―― ワンポイントレッスン ――
手を交互に入れ替え、テンポよくやることで心拍数を上げていきましょう。

強度 ★★★　1 **2** 3 4 5 **6** 7 8　**20**秒

2 6 ニーアンクルタッチ

くびれをつくり、**おなかやせ**にも効果的。
慣れてきたら、かかとの位置を遠くにしてみましょう。

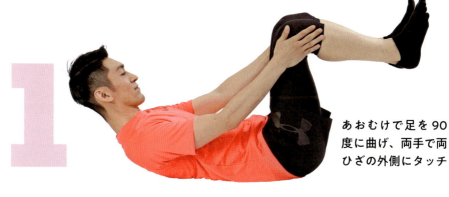

1 あおむけで足を90度に曲げ、両手で両ひざの外側にタッチ

2 さらに上体を起こしてくるぶしの外側にタッチ。これをくり返す

― ワンポイントレッスン ―

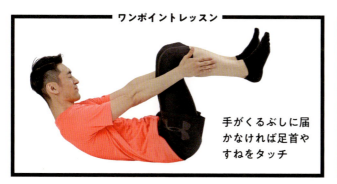

手がくるぶしに届かなければ足首やすねをタッチ

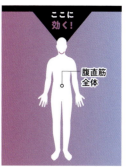

ここに効く！
腹直筋全体

中級 B

強度 ★★★　1　2　3　4　5　6　7　8　20秒

▶▶▶体の中で最も大きな関節である股関節の柔軟性をアップ。ダイナミックな動きにも対応できる体へ。

15 スクワット（ワイド）

ヒップアップや内ももの引き締めに効いて美脚に最適。尿もれ予防や、股関節の柔軟性のアップにも効果的です。

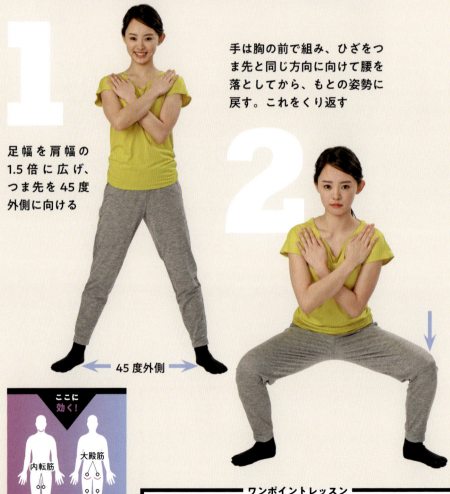

1 足幅を肩幅の1.5倍に広げ、つま先を45度外側に向ける

←45度外側→

2 手は胸の前で組み、ひざをつま先と同じ方向に向けて腰を落としてから、もとの姿勢に戻す。これをくり返す

ここに効く！
内転筋　大殿筋　ハムストリング

ワンポイントレッスン
腰を真下に落とすイメージで、床と平行の位置まで下げる　背すじはまっすぐ！

82　第4章　ゆるHIITのやり方

強度 ★★★　1 **2** 3 4 5 **6** 7 8　**20秒**

26 スパイダークライマー

クモの足のようなポーズで下半身を強化します。
股関節まわりを鍛えながら、柔軟性も高めます。

1

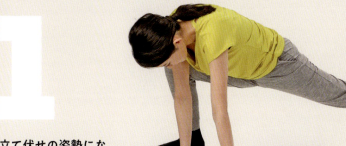

腕立て伏せの姿勢になり、左足はまっすぐ伸ばしたまま、右足を右手の外側に置く

足は手の位置より下がってもOK

両手は肩の真下につく

2

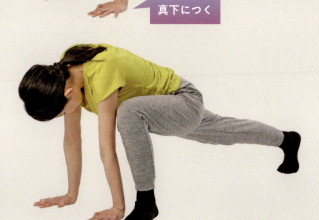

その場で足を入れ替える。左足も同様に行う。これをくり返す

ワンポイントレッスン

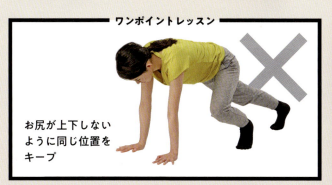

お尻が上下しないように同じ位置をキープ

ここに効く！

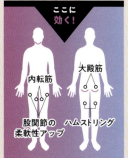

内転筋　大殿筋
股関節の柔軟性アップ　ハムストリング

中級 B

強度★★★　1　2　**3**　4　5　6　**7**　8　**20**秒

37 ハンドレッド

インナーマッスルといわれる、体の深部の筋肉を鍛え、**きれいなウエストライン**をつくります。

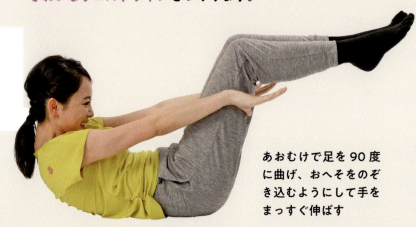

1 あおむけで足を90度に曲げ、おへそをのぞき込むようにして手をまっすぐ伸ばす

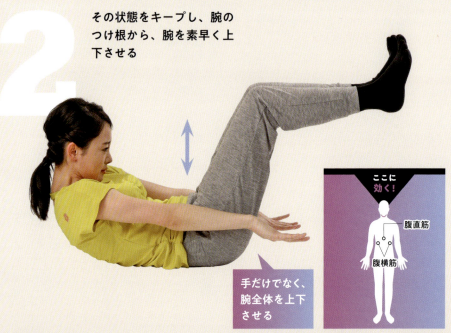

2 その状態をキープし、腕のつけ根から、腕を素早く上下させる

手だけでなく、腕全体を上下させる

ここに効く！
腹直筋
腹横筋

84　第4章　ゆるHIITのやり方

強度★★★　1 2 3 **4** 5 6 7 **8** **20**秒

4 8 マウンテンジャック

内ももに効くメニュー。
体幹を意識することで、おなかやせと足やせを一度に狙えます。

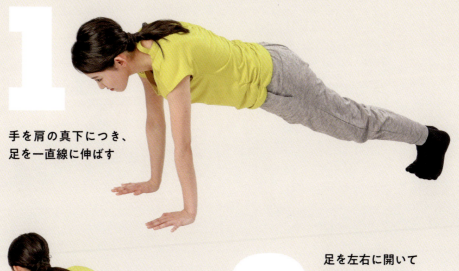

1 手を肩の真下につき、足を一直線に伸ばす

2 足を左右に開いて閉じるをくり返す

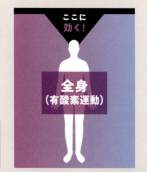

ここに効く！
全身（有酸素運動）

― ワンポイントレッスン ―
お尻が上がらないよう腹筋を意識します

上級 A 　強度★★★　1 2 3 4 5 6 7 8 **20秒**

▶▶▶ ガンガン燃える体をつくる燃焼系の最強プログラム。
体脂肪をへらすとともに、筋肉量をふやします。

15 腕立てジャンプ

腕立て伏せの体勢のままジャンプするダイナミックなエクササイズ。
バストアップや、分厚い胸板づくりに。

1 肩幅の1.5倍の位置に手をついて、腕立て伏せの体勢をとる

2 そのままの姿勢で、床を力強く押して上体を浮かせる

ワンポイントレッスン
お尻を落とさず、かかとまで一直線をキープしましょう
一直線

ここに効く！　大胸筋／上腕三頭筋

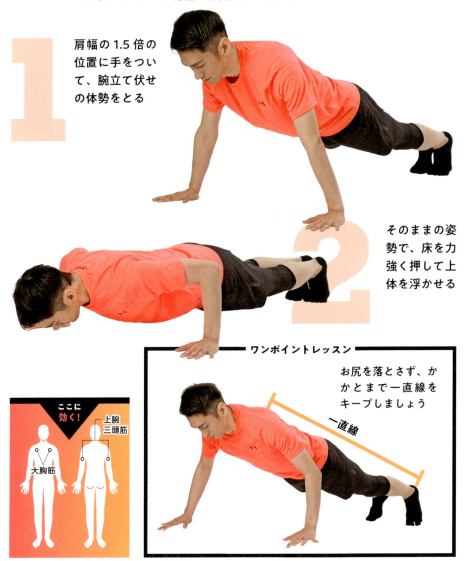

強度 ★★★　1 **2** 3 4 5 **6** 7 8 **20**秒

２６ ランジジャンプ

瞬発系の動作を加えることで、負荷をアップ。
瞬時に反応できる**若い体**をくつります。

１
ランジ（右太ももが床と平行になるまで腰を下ろした体勢）の姿勢を取る

２
真上にジャンプし、足を入れ替えて着地する。この動きをくり返す

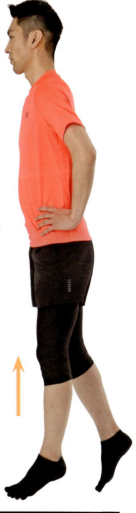

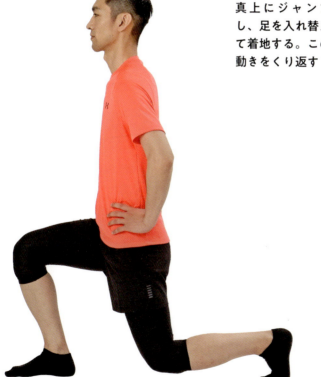

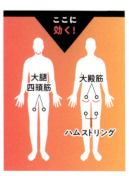

ここに効く！
大腿四頭筋　大殿筋　ハムストリング

― ワンポイントレッスン ―
上体がふらつかないように、おなかを意識しましょう

上級 A

強度 ★★★ 　1　2　**3**　4　5　6　**7**　8　**20**秒

3 7 フロッグジャンプ

ワイドスクワットの負荷を高めた筋トレです。
カエルポーズで勢いよくジャンプ！

1 ワイドスクワット（P82）から床に指先をつける

2 そのままの姿勢で真上にジャンプする。これをくり返す

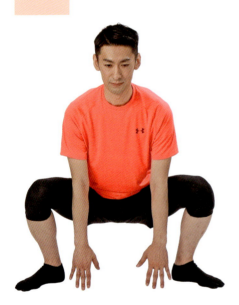

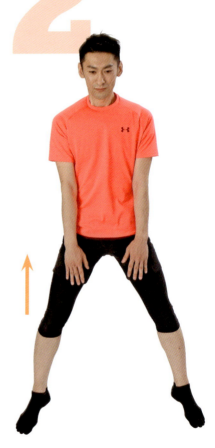

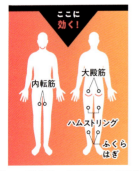

ここに効く！
内転筋
大殿筋
ハムストリング
ふくらはぎ

― ワンポイントレッスン ―

胸を張ってジャンプ。腰やひざを痛めないよう、つま先から着地する

強度 ★★★　1 2 3 **4** 5 6 7 **8** **20**秒

4 **8** クロスV

きれいなウエストをつくるトレーニング。
ひねる動作でくびれのあるメリハリボディへ。

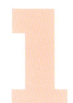

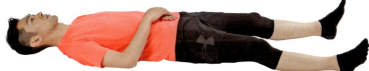

あおむけになり、
手を軽くおなかに置く

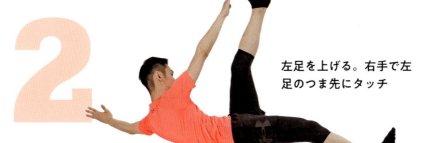

左足を上げる。右手で左
足のつま先にタッチ

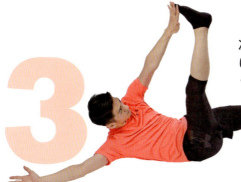

次に左手で右足のつま先
にタッチ。これを交互に
くり返す

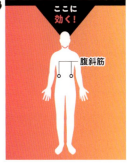

ここに効く！
腹斜筋

― ワンポイントレッスン ―
おなかをしっかりひねると腹斜筋に効きます

上級 B

強度 ★★★ 1 2 3 4 5 6 7 8 **20**秒

▶▶▶もう「ゆる」では満足できない！
そんな人にオススメする**アスリート向け**の本格メニューです。

15 ジャンプスクワット

普通のスクワットが物足りなくなったらチャレンジ。
下半身をより強化します。

1

スクワット（P70）の体勢をとる

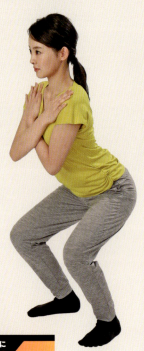

2

真上に跳ぶ。着地したら素早く跳び上がる。これをくり返す

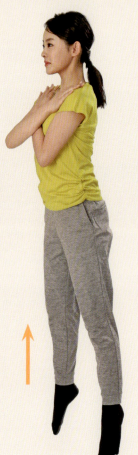

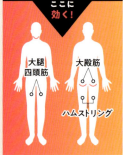

ここに効く！
大腿四頭筋
大殿筋
ハムストリング

ワンポイントレッスン

慣れるまでは低いジャンプでもOK

強度★★★　1 **2** 3 4 5 **6** 7 8　**20秒**

26 腕立て伏せ（ナロー）

ナローとは「狭い」という意味。
手幅を狭くすることで、腕やせ効果がアップします。

1
わきを締めた状態で、手をみずおちの横につける

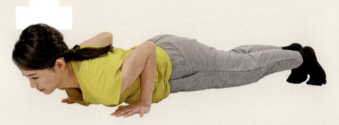
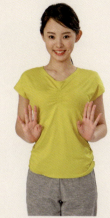

2
床を押すイメージで体を持ち上げる

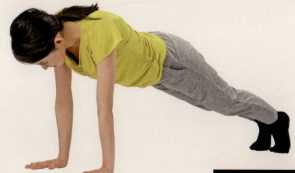

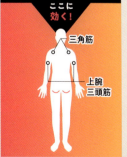

ここに効く！ 三角筋／上腕三頭筋

ワンポイントレッスン
腰が落ちないよう、お尻と腹筋を意識してください

上級 B

強度 ★★★ 1 2 **3** 4 5 6 **7** 8 **20**秒

③ ⑦ バーピー

全身のシェイプアップに効果大！
脂肪の燃焼を促し、体力アップにオススメです。

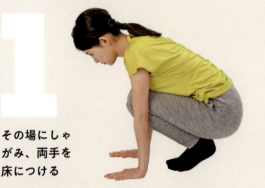

1 その場にしゃがみ、両手を床につける

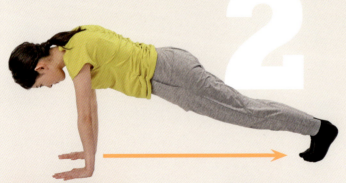

2 両足をそろえて後ろへジャンプし、ジャンプしながら1に戻る

3 その場で真上にジャンプして着地し、1に戻る。これをくり返す

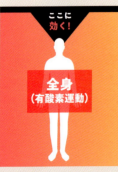

ここに効く！
全身
（有酸素運動）

— ワンポイントレッスン —
1 2 では、肩の真下に手をつきます

強度 ★★★　1　2　3　**4**　5　6　7　**8**　**20**秒

4　8 ナロージャンプ
クライマー

姿勢を意識することで**体幹**を鍛えます。
両足を同時に動かすので**足やせ**効果も。

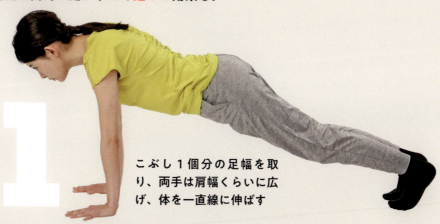

1

こぶし1個分の足幅を取り、両手は肩幅くらいに広げ、体を一直線に伸ばす

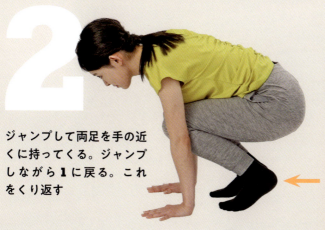

2

ジャンプして両足を手の近くに持ってくる。ジャンプしながら1に戻る。これをくり返す

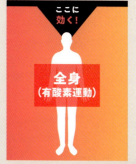

ここに効く！
全身
（有酸素運動）

――― ワンポイントレッスン ―――
自分の体力に合わせて最初はできる範囲で。慣れてきたらダイナミックに動きましょう。

イス HIIT A

強度 ★★★　1 2 3 4 5 6 7 8 20秒

▶▶▶ イスに座ったままできるゆるHIIT。背もたれがないイスだと、体幹の強化もできます。ご自分に合ったイスを選んでください。

15 クロスタッチ

体力に自信のない人はこのメニューから。徐々にスピードを上げていきましょう

1 イスに浅く腰かけ、足を肩幅の1.5倍に開き、両手は90度に曲げる

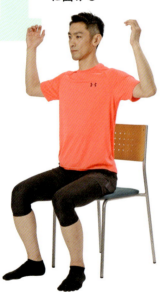

2 右ひじで左ひざにタッチして1に戻る

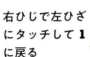
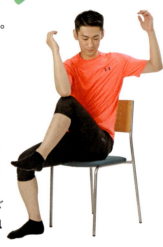

3 左ひじで右ひざにタッチして1に戻る。これをくり返す

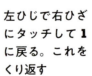
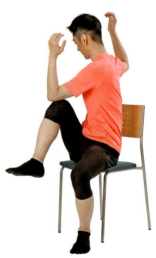

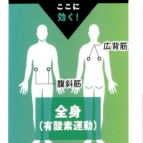

ここに効く！
広背筋
腹斜筋
全身（有酸素運動）

── ワンポイントレッスン ──
もとのポジションにきちんと戻ることで、ウエストの筋肉に効きます

強度 ★★★　1 **2** 3 4 5 **6** 7 8 **20**秒

26 イスバタ足

深めに座ると運動強度が下がり、浅めに座ると強度がアップ。
ご自分に合ったやり方で行いましょう。

1 イスの両わきを持ち、足をつま先までまっすぐ伸ばす

2 足を上下にバタ足の要領で股関節から動かす

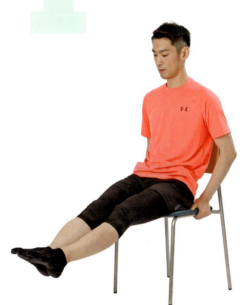
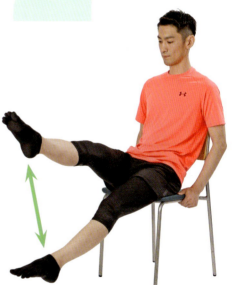

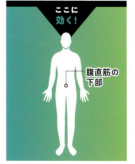

ここに効く！　腹直筋の下部

― ワンポイントレッスン ―
足を上げることができない人は、ひざを曲げてバタ足をしてもOK

37 イスジャック

全身を使う有酸素運動です。
テンポよく動かし、しっかり心拍数を上げましょう。

強度 ★★★　1 2 **3** 4 5 6 **7** 8 **20**秒

1 背すじを伸ばしてイスに座る

2 足を左右に開くと同時に両手を横から頭の上に上げる

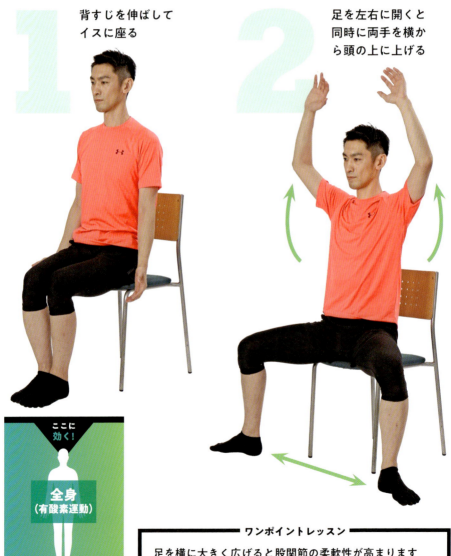

ここに効く！
全身（有酸素運動）

― ワンポイントレッスン ―
足を横に大きく広げると股関節の柔軟性が高まります

強度 ★★★　1　2　3　**4**　5　6　7　**8**　**20**秒

4 **8** イスダッシュ

とても簡単な動きですが、手足を大きく動かすほど強度が増します。

1

イスに座り、よーいドン
のポジションを取る

2

その場でダッシュする

ももを、なるべく
高く上げましょう

かかとではなく、
足指のつけ根の部
分で着地します

ここに効く！
全身
（有酸素運動）

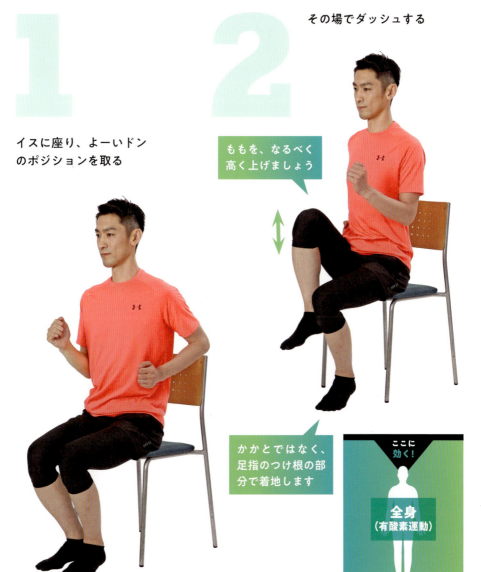

97

イス HIIT B

強度 ★★★　1 2 3 4 5 6 7 8　20秒

▶▶▶ 足の筋肉と同時に背中の筋肉を大きく動かします。
オフィスワークのリフレッシュにもオススメ。

15 ロウイング＋足踏み

ロウイング（引く）に足踏みを加え、
全身を効率よく鍛えるトレーニングです。

1
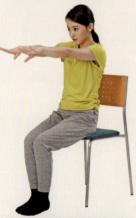
イスに座って手を肩の位置でまっすぐ伸ばす

2
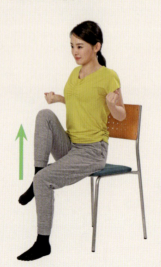
ひじを引きながら右ももを上げ、手を伸ばしながら右ももを下げる。1に戻る

3
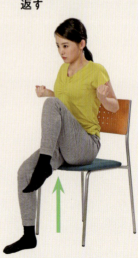
ひじを引きながら左ももを上げ、手を伸ばしながら左ももを下げる。これを交互にくり返す

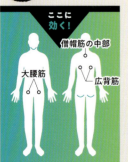

ここに効く！
大腰筋／僧帽筋の中部／広背筋

ワンポイントレッスン

手を引くとき、ひねりを加えると、より動きがダイナミックになります。

強度 ★★★　1 **2** 3 4 5 **6** 7 8 **20**秒

26 ラットプルダウン＋足踏み

広背筋を引いて伸ばしながら足踏み。
座ったままでも**全身を大きく使う**トレーニング。

1
足幅をこぶし1個分とって座り、耳より後ろに両手を伸ばす

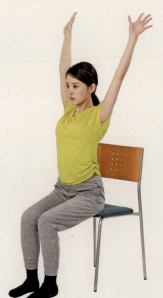

2
右足を上げながらひじを曲げ、ひじを伸ばしながら右足を下ろして1に戻る

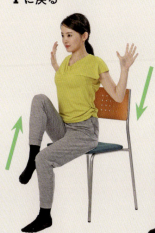

3
左足を上げながらひじを曲げ、ひじを伸ばしながら左足を下ろす。これを交互にくり返す

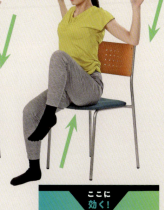

ワンポイントレッスン
手を引くとき、ひねりを加えると、より動きがダイナミックになります。

ここに効く！
僧帽筋の下部／広背筋／大腰筋

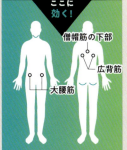

イス
HIIT
B

強度★★★　1　2　**3**　4　5　6　**7**　8　**20**秒

3 7 イススクワット

安全に下半身の筋肉を強化できます。
オフィスでも気軽にできる運動メニューの1つです。

1 肩幅に足を開き、イスに浅く腰かける

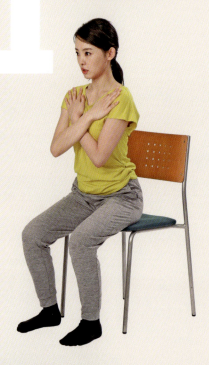

2 立ち上がり、足が完全に伸びないうちに座る。これをくり返す

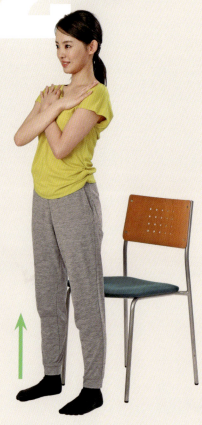

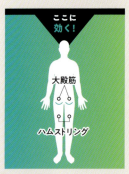

ここに効く！
大殿筋
ハムストリング

― ワンポイントレッスン ―
しゃがむとき、ひざが内側に入るとひざを痛める原因に。
ひざがつま先と同じ向きになるよう意識して行います

100　第4章　ゆるHIITのやり方

強度★★★　1　2　3　**4**　5　6　7　**8**　20秒

4 8 背もたれダッシュ

簡単に見えてけっこうハードなトレーニング。
もう無理！というところから、もう一段加速しましょう。

1 イスの背もたれを持ち、自然に足を開く

2 自分なりの全力でその場ダッシュする

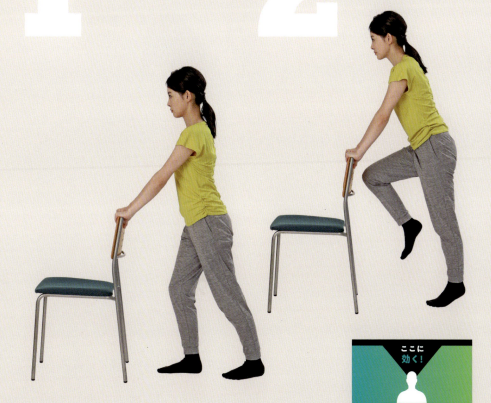

ここに効く！
全身
（有酸素運動）

― ワンポイントレッスン ―
背すじを伸ばし、ひざを高く上げると効果的です

寝HIIT A

強度 ★★★ 1 2 3 4 **5** 6 7 8 **20**秒

▶▶▶ 寝たまま気軽にできるプログラムです。ながらトレーニングにも最適。お尻の筋肉や下半身を強化します。

15 ヒップリフト

骨盤まわりの脂肪を撃退！
手の位置を替えることで運動強度を調整できます。

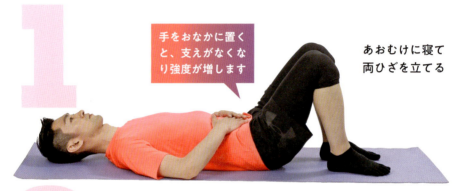

1 手をおなかに置くと、支えがなくなり強度が増します

あおむけに寝て両ひざを立てる

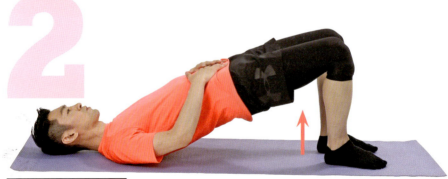

2 肩からひざまで一直線になるようにお尻をぐっと持ち上げて下ろす。これをくり返す

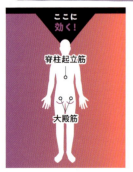

ここに効く！
脊柱起立筋
大殿筋

― ワンポイントレッスン ―
キツいときには手を床に置いてもOK！

26 ヒップリフトキープ +バンザイ

ヒップリフトのまま腕を上下。
きれいなバックスタイルをつくるエクササイズです。

1 ヒップリフト（P102）の体勢で、手は頭の上に置く

2 手を引き下げる。この動きをくり返す

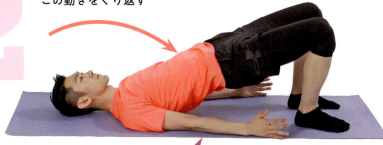

お尻の高さを保ち、背すじが常に一直線になるようキープしましょう

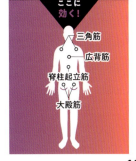

ここに効く！
- 三角筋
- 広背筋
- 脊柱起立筋
- 大殿筋

― ワンポイントレッスン ―
背すじを伸ばし、ひざを高く上げると効果的です

寝HIIT A

強度 ★★★　1　2　**3**　4　5　6　**7**　8　**20**秒

37 自転車こぎ

自転車をこぐ動きは慣れれば簡単。
下半身の筋肉を大きく動かしていきましょう。

1 あおむけに寝て、両足を浮かせる

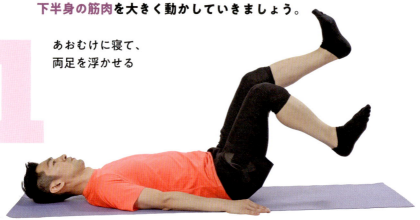

2 自転車をこぐように足を動かす

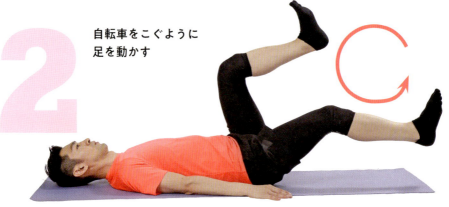

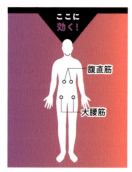

ここに効く！
腹直筋
大腰筋

―― ワンポイントレッスン ――
できるだけ素早く！セットごとに回転を逆にします

強度 ★★★ 1 2 3 **4** 5 6 7 **8** **20**秒

4 8 寝ダッシュ

寝HIITのなかでは**心拍数が上がりやすい**メニュー。
しっかり回数をかせいでください。

1 あおむけに寝て、おへそをのぞき込むように頭を上げ、両足を浮かす

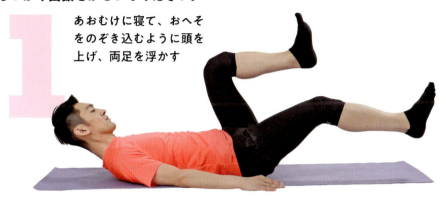

2 ひじを90度に曲げる。ひざを交互に動かし、手のひらにタッチ

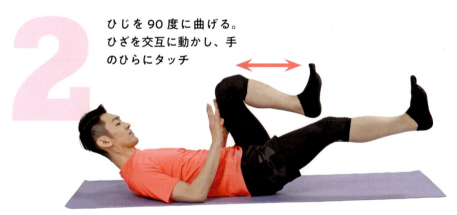

― ワンポイントレッスン ―

頭を浮かせるのがキツければ頭をつけたままでもOK

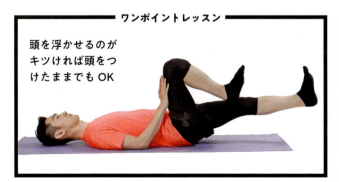

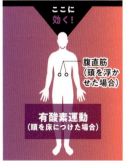

ここに効く!

腹直筋（頭を浮かせた場合）

有酸素運動（頭を床につけた場合）

寝HIIT B

強度 ★★★ 1 2 3 4 5 6 7 8 20秒

▶▶▶腰や首に負担をかけず、安全に下半身を強化できます。
体を支え、動かす筋力を増やし、代謝も高まります。

15 足クロス

美脚づくりの最強メニュー。
足の重さを負荷にして効率よく足を鍛えましょう。

1 あおむけになり、おへそをのぞき込んだ体勢で足を肩幅の広さで持ち上げる

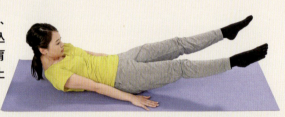

2 右足を左足の上にクロス

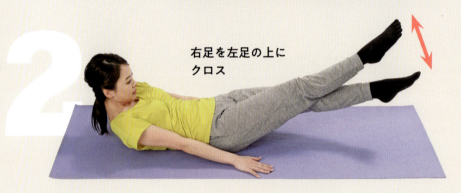

3 1に戻ってから左足を右足の上にクロス。これを交互にくり返す

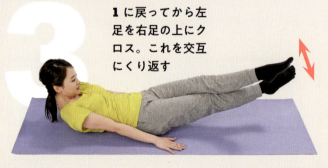

ここに効く！
内転筋　大殿筋

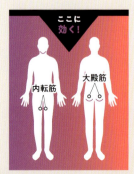

— ワンポイントレッスン —
頭を浮かせるのがキツいなら、頭をつけたままでもOK

106　第4章　ゆるHIITのやり方

強度 ★★★　1 2 3 4 5 6 7 8 20秒

26 ツイストクランチ

おなかまわりの筋肉にアプローチ。
きれいなくびれをつくる効果が期待できます。

1 あおむけでひざを軽く立て、バンザイのポーズをとる。

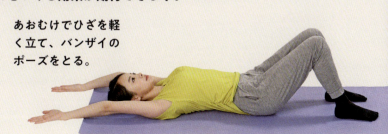

2 右手で左ひざの外側にタッチして1に戻る

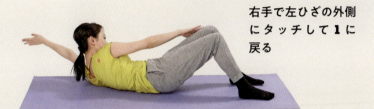

3 左手で右ひざの外側をタッチ。これを交互にくり返す

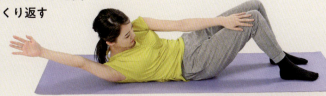

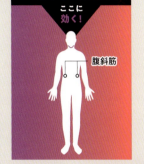

ここに効く！
腹斜筋

ワンポイントレッスン

息を止めず、吐きながらタッチ。このときウエストを意識して。

107

寝HIIT B

強度 ★★★　1　2　**3**　4　5　6　**7**　8　**20**秒

3 7 シングルヒップリフト

ヒップリフトを片足でやるハードなメニュー。
ヒップアップ効果が高まります。

1 あおむけでひざを軽く立て、右足を90度に曲げる

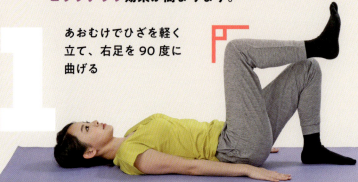

2 左足と両手で床を押さえながらお尻を一直線に持ち上げ、下ろす

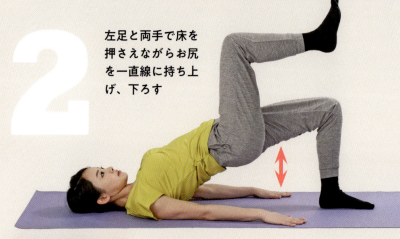

※セットごとに足を入れ替える

床を押し上げるようなイメージで体を持ち上げ、背中のラインが一直線になるようキープ

ここに効く！
腹横筋
脊柱起立筋
大殿筋

強度 ★★★　1　2　3　**4**　5　6　7　**8**　**20**秒

4 8 トゥアップ

大きな筋肉を使うぶん、燃焼効果も高めです。
足の反動をうまく利用しましょう。

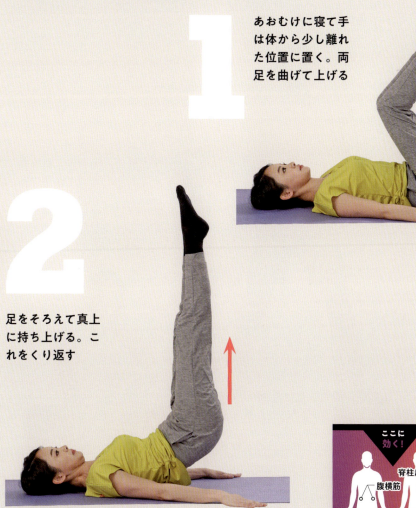

1 あおむけに寝て手は体から少し離れた位置に置く。両足を曲げて上げる

2 足をそろえて真上に持ち上げる。これをくり返す

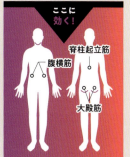

ここに効く！
腹横筋
脊柱起立筋
大殿筋

――― ワンポイントレッスン ―――
つま先で天井にタッチするイメージで行うのがポイントです

静音 HIIT A

強度 ★★★　1 2 3 4 **5** 6 7 8　**20**秒

▶▶▶騒音や振動を出さないプログラム。マンションやアパート、早朝、深夜でも気兼ねなく運動できます。

15 床タッチスクワット

フロッグジャンプ（P88）の飛ばないバージョン。**下半身の筋力**を鍛えます。

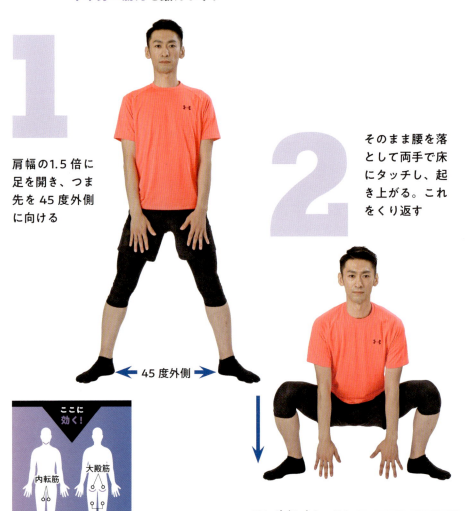

1 肩幅の1.5倍に足を開き、つま先を45度外側に向ける

← 45度外側 →

2 そのまま腰を落として両手で床にタッチし、起き上がる。これをくり返す

ここに効く！
内転筋／大殿筋／ハムストリング

── ワンポイントレッスン ──
背中がまっすぐな状態をキープしましょう

強度 ★★★　1 **2** 3 4 5 **6** 7 8 **20**秒

2 6 バックエクステンション

ふだんあまり使わない、背中の筋肉をトレーニング。
凛(りん)とした立ち姿が手に入ります。

1
うつ伏せに寝て両手は
バンザイ、両足は肩幅
に広げる

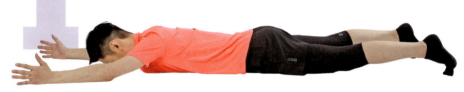

2
みずおちを支点に、
上体と両足を浮かせる

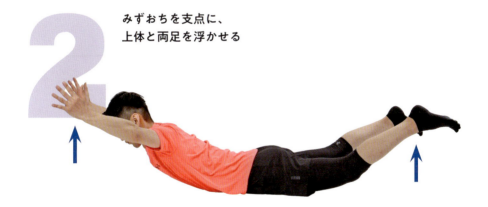

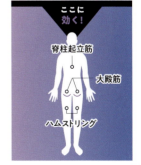

ここに効く！
- 脊柱起立筋
- 大殿筋
- ハムストリング

― ワンポイントレッスン ―
高く上げるほど負荷がアップします

静音 HIIT A

強度 ★★★　1 2 **3** 4 5 6 **7** 8 **20**秒

③⑦ ランジボトムキープ +腕振り

ランジに腕振りをつけて強度をアップ。
腕をしっかり素早く振ると腕やせ効果も。

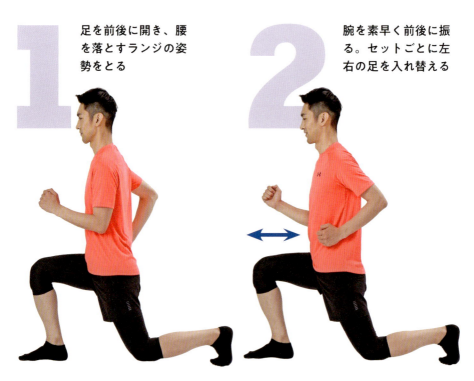

1 足を前後に開き、腰を落とすランジの姿勢をとる

2 腕を素早く前後に振る。セットごとに左右の足を入れ替える

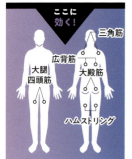

ここに効く！
三角筋／広背筋／大腿四頭筋／大殿筋／ハムストリング

― ワンポイントレッスン ―

床ぎりぎりまでひざを落としましょう。呼吸を止めないように注意！

強度★★★　1　2　3　**4**　5　6　7　**8**　20秒

4 **8** ツイスト

体をひねることでおなかまわりの筋肉がすっきり。
きれいなくびれをつくります。

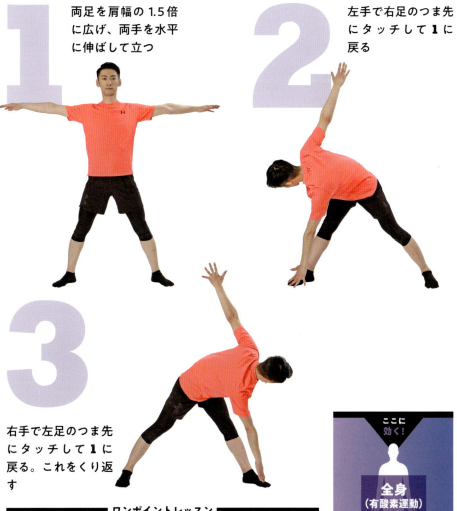

1 両足を肩幅の1.5倍に広げ、両手を水平に伸ばして立つ

2 左手で右足のつま先にタッチして**1**に戻る

3 右手で左足のつま先にタッチして**1**に戻る。これをくり返す

ワンポイントレッスン

ひねったあとは、スタートポジションにきちんと戻りましょう。足は、できるだけまっすぐ伸ばして行います

ここに効く！

全身
（有酸素運動）

静音 HIIT B

強度 ★★★ 1 2 3 4 **5** 6 7 8 **20**秒

▶▶▶ 上半身と下半身をバランスよくトレーニング。
静音なのでスピードを上げて強度を高めましょう。

15 腕立て伏せ（四つん這い）

女性でもやりやすいバージョン。
できるようになったら、ノーマルの腕立て伏せにチャレンジしましょう。

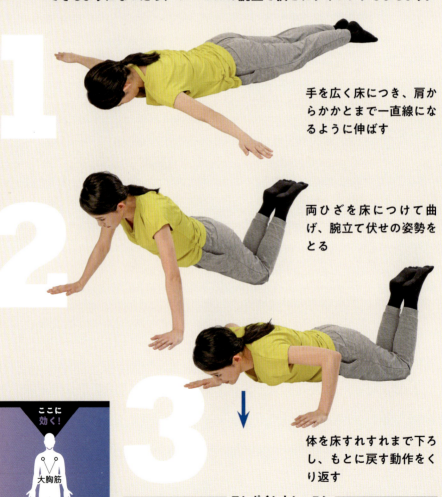

1 手を広く床につき、肩からかかとまで一直線になるように伸ばす

2 両ひざを床につけて曲げ、腕立て伏せの姿勢をとる

3 体を床すれすれまで下ろし、もとに戻す動作をくり返す

ここに効く！ 大胸筋

―― ワンポイントレッスン ――
息を吸いながら下ろし、吐きながら持ち上げます
首を落とさず、まっすぐの姿勢をキープ

2 6 ツイストエクステンション

強度 ★★★　1 2 3 4 5 6 7 8　20秒

バックエクステンションにひねりが加わり、よりウエストのくびれづくりに効果的です。

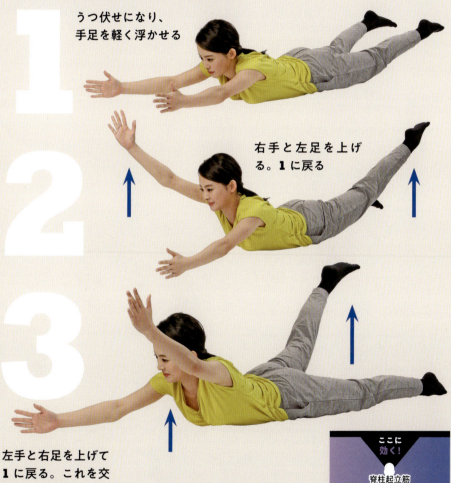

1 うつ伏せになり、手足を軽く浮かせる

2 右手と左足を上げる。1に戻る

3 左手と右足を上げて1に戻る。これを交互にくり返す

ここに効く！ 脊柱起立筋／大殿筋

ワンポイントレッスン
手足を浮かせるのがキツい人は、手か足のどちらかが上がればOK

37 Vシット

腹筋をとことん極めたい人にオススメのメニュー。
バランス力もアップします。

1 あおむけになり
頭の上に手を伸ばす

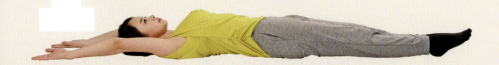

2 おへその真上で指先
とつま先を一瞬タッ
チ。これをくり返す

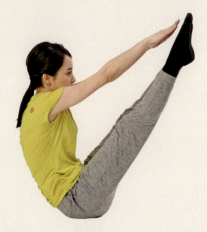

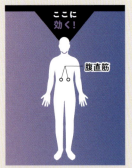

ここに効く！
腹直筋

ワンポイントレッスン

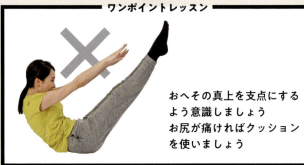

おへその真上を支点にする
よう意識しましょう
お尻が痛ければクッション
を使いましょう

強度★★★　1　2　3　**4**　5　6　7　**8**　**20**秒

4 8 スイングスクワット

薪割りをするようなイメージで行います。**下半身強化と引き締めにオススメ**

1 足は肩幅の1.5倍に開き、つま先を45度に向ける。両手を組んで前に伸ばす

2 前ももが床と平行になるまで腰を落とし、足の間に手を下ろす

3 手を振り上げながら立つ。この動きをくり返す

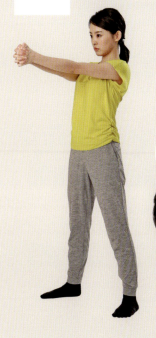
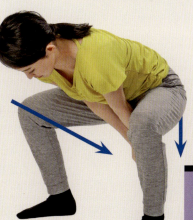

ここに効く！ 三角筋／広背筋／腹直筋／大殿筋／ハムストリング

ワンポイントレッスン

ひざが内側に向かないように気をつけましょう
手を下げるときは腹筋、手を上げるときは背中の筋肉を意識

ゆるHIITで行う運動 一覧表

ここでは、70~117ページでご紹介した運動を、一覧表にしました。

ゆる HIIT では、運動を自由に入れ替えることができます。そこで、この表では、運動のタイプ別に、「強度」と掲載ページを記載しました。例えば、「初級」をやりたい人であれば、強度が★、あるいは★★の運動を組み合わせるといいでしょう。自分の目的に合わせて、ゆる HIIT を行うようにしてください。

スクワット（ひざの屈伸運動）系

スクワット（ノーマル）	★	初級**A**	70ページ
スクワット（ナロー）	★	中級**A**	79ページ
イススクワット	★	イスHIIT **B**	100ページ
スクワット（ワイド）	★★	中級**B**	82ページ
ジャンプスクワット	★★★	上級**B**	90ページ
床タッチスクワット	★★★	静音HIIT **A**	110ページ
スイングスクワット	★★★	静音HIIT **B**	117ページ

ランジ（足を前後に開く運動）系

バックランジ	★	初級**B**	75ページ
ランジボトムキープ＋腕振り	★★	静音HIIT **A**	112ページ
ランジジャンプ	★★★	上級**A**	87ページ

クライマー（足を前後に動かす運動）系

マウンテンクライマー	★	初級**A**	72ページ
スパイダークライマー	★★	中級**B**	83ページ
フロッグジャンプ	★★★	上級**A**	88ページ
ナロージャンプクライマー	★★★	上級**B**	93ページ

ジャンピングジャック（足を左右に開閉する運動）系

フライジャック	★	初級**A**	73ページ
ジャンピングジャック	★	初級**B**	74ページ
イスジャック	★	イスHIIT **A**	96ページ
クロスジャック	★★	中級**A**	80ページ
マウンテンジャック	★★	中級**B**	85ページ

腕立て伏せ系

腕立て伏せ(四つん這い)	★	静音HIIT **B**	114ページ
腕立て伏せ(ノーマル)	★★	中級**A**	78ページ
腕立てジャンプ	★★★	上級**A**	86ページ
腕立て伏せ(ナロー)	★★★	上級**B**	91ページ

クランチ(腹筋)系

クランチ(ノーマル)	★	初級**A**	71ページ
イスバタ足	★	イスHIIT **A**	95ページ
ツイストクランチ	★	寝HIIT **B**	107ページ
ツイスト	★	静音HIIT **A**	113ページ
バタ足	★★	初級**B**	76ページ
ハンドレッド	★★	中級**B**	84ページ
足クロス	★★	寝HIIT **B**	106ページ
トゥアップ	★★	寝HIIT **B**	109ページ
ニーアンクルタッチ	★★★	中級**A**	81ページ
クロスV	★★★	上級**A**	89ページ
Vシット	★★★	静音HIIT **B**	116ページ

その他

クロスタッチ	★	イスHIIT **A**	94ページ
イスダッシュ	★	イスHIIT **A**	97ページ
ロウイング+足踏み	★	イスHIIT **B**	98ページ
ラットプルダウン+足踏み	★	イスHIIT **B**	99ページ
背もたれダッシュ	★	イスHIIT **B**	101ページ
ヒップリフト	★	寝HIIT **A**	102ページ
自転車こぎ	★	寝HIIT **A**	104ページ
寝ダッシュ	★	寝HIIT **A**	105ページ
シングルヒップリフト	★	寝HIIT **B**	108ページ
ツイストエクステンション	★	静音HIIT **B**	115ページ
ヒップリフトキープ+バンザイ	★★	寝HIIT **A**	103ページ
ダッシュ	★★	初級**B**	77ページ
バックエクステンション	★★	静音HIIT **A**	111ページ
バーピー	★★★	上級**B**	92ページ

ゆるHIITの

 ゆるHIITは、キツい運動ではありませんか？

　人間にとって、運動をしてキツさを味わうことは、とても大切です。運動の効果を得るには、多少なりともキツさを味わっていただく、いい換えると心拍数を上げる必要があります。でも、そのおかげで、私たちの細胞は酸素をうまく使えるようになり、体はどんどん動けるようになるわけです。

　同じキツさ（心拍数）でも、1ヵ月前のキツさとは質が全然違う、強度の高い運動ができるようになっているはずです。それに、ゆるHIITの場合は、1つの運動時間が短いから、少しキツいと感じても行えます。実際、私のクリニックで行っても、「ゆるHIITをやるのが楽しい」といわれるかたがほとんどです。

 高齢者がやっても安全ですか？

　ゆるHIITには、「20秒間に何回しなければならない」とか、「これだけの重さを持たなければならない」などという決まりはありません。

　例えば、腕立て伏せで考えてみましょう。若くて鍛えているかたなら、普通の腕立て伏せでは強度が低く、腕立てジャンプをする必要があるかもしれません。一方、高齢者や女性などは、ひざをついて、やっと腕立て伏せができるかたもいるでしょう。しかし、「キツい」と感じたのであれば、若者も高齢者も、じゅうぶん運動になっています。つまり、自分でできる範囲での運動しかできないわけですから、いうまでもなく「安全」なわけです。

　高齢者は、まず寝たままできる「寝HIIT」や、座ってできる「イスHIIT」から、体を慣らしていきましょう。

疑問に答えます!

Q 心拍数があまり上がらないのですが、どうしたらいいですか?

A まず、運動強度が低いことが考えられます。次に、以前、運動をやっていたかたは、もともとの心拍数が低い傾向があります。このようなかたは、ジャンピングジャック系やクライマー系など、ジャンプの入った運動をたくさん取り入れてみてください（分類は118～119ページ参照）。スクワットのように、下半身の大きな筋肉を使うメニューも、心拍数を上げるのに役立ちます。

Q 何日に1回のペースが適当ですか?

A 週に2～3回のペースが適当です。「毎日やってもいいですか?」とよく質問されますが、その場合は、鍛える筋肉を替えていくといいですね。本書のメニューを入れ替えるなど、工夫をしてみてください。また、毎日やるより、強度を高めたほうが効果は高まります。20秒ずつの運動を、25秒にふやすのも効果的です。

Q HIITでもっとダイエット効果を高める食事は?

A たんぱく質をしっかりとって、バランスのよい食事を心がけるのがいちばんです。例えば、卵はとてもよいたんぱく源だといえます。ただし、私のクリニックでは、あまり食事のことは指導しません。食べるものを制限すると、脳はそのことばかり考えるようになってしまうからです。むしろ、食べるものの内容より、よく噛むことや、五感でじっくり味わうことを心がけてみましょう。食事への満足度や、満腹感がぐっと高まりますよ。

さらに効率的に
トレーニングできる加圧HIIT

　1日たった4分の運動で、全身が細胞レベルから若返る、ゆるHIIT。けれども、ケガや病気で、たった4分の運動もできないかたや、体を動かすのに不安を感じるかたもいらっしゃると思います。

　そのような場合、当クリニックでは「加圧トレーニング」に取り組んでもらい、大きな効果を上げています。

　加圧トレーニングとは、腕や脚のつけ根に専用のベルトを巻いて圧を加え、適切に血流を制限して行うトレーニングです。週に1〜2回ほど行うと、ダイエットや筋力アップ、血行促進などの効果があると科学的に実証されています。医学博士の佐藤義昭氏が発明したトレーニングですが、海外での評価が高く、アメリカでは医療費削減のため、国防総省や退役軍人病院の運動療法にも導入されています。

　私は、大腿骨頭壊死症（太ももの骨の上端が死滅する病気）が加圧トレーニングで改善したという症例に出会って興味を持ち、トレーナーの資格を取得しました。それが15年以上も前のことです。加圧トレーニングというと、いまだにセレブや芸能人がやるトレーニングと誤解されていますが、長年、臨床に取り入れてきた医師としては、病気やケガなどで運動ができないかた、虚弱なかたにこそ有用だと思っています。

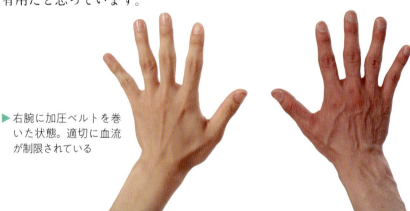

▶右腕に加圧ベルトを巻いた状態。適切に血流が制限されている

122

骨が折れた状態でも筋肉がつき、歩けるようになった

　実際に当クリニックで加圧トレーニングを行い、症状の改善がみられた例をご紹介しましょう。

　80代のＡ子さんは、ある日突然、動けなくなってしまいました。ご本人が病院に行きたがらないので原因は不明でしたが、ご家族もしばらく療養すれば、よくなると考えていました。しかし、いっこうによくならず、そのまま寝たきりになってしまったといいます。

　1年後、さすがにこれはおかしいということになり、病院を受診してみると、わかった病名は右大腿骨の骨頭骨折。骨折から時間が経っていることや、肝臓に持病があったこと、また年齢的にも手術は無理と判断され、打つ手はないと告げられました。けれども、当クリニックにフレイル外来があると知り、最後の望みを託していらっしゃったのです。

　Ａ子さんには、まず、寝たままでできる加圧トレーニングに取り組んでもらいました。関節に負担をかけない低負荷でトレーニングを続けてもらったところ、なんと10週間で杖歩行ができるようになりました。

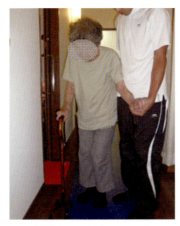
▲10週後には、杖をついて歩けるようになった

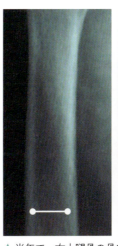 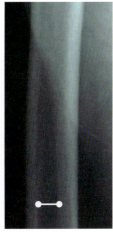
▲半年で、右大腿骨の骨皮質が太くなった

半年後にレントゲンを撮ってもらうと、大腿骨は折れたままでした。これは、手術をしていないのであたりまえなのですが、私たちが注目したのは大腿骨の骨皮質の太さです。加圧をする前と比較すると、骨皮質がしっかり形成されていることが認められます。これが週に一度、わずか30分の加圧トレーニングで得られたのです。寝たきりでいるしかないと告げられたＡ子さんでしたが、手押し車を使って歩けるようになりました。

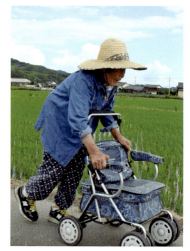

▲ 手押し車を使って歩ける！

病気でも、体が弱くても、年を取っても、筋肉は必要

　専用ベルトを巻くだけで、なぜこのような結果が得られたのでしょうか。簡単に説明すると、専用ベルトで圧をかけ、血流を適切に制限すると、腕や脚に血液がたまります。すると、行き場を失った血液が、使われていなかった血管（ゴースト血管）にまで入り込んでいきます。このような状態でトレーニングをすると、筋肉細胞の環境が悪くなり、乳酸(にゅうさん)がたまります。これによってミトコンドリアがふえ、さらに成長ホルモンやマイオカイン（筋肉から分泌されるホルモン）も分泌され、故障がある部分や心臓に負担をかけることなく、効率的に筋力が鍛えられるというわけです。

　加圧中に分泌されるマイオカインのイリシンには、アルツハイマー病を予防する可能性があると期待されています。また、内皮細胞から血液をサラサラにする物質が出て、内臓脂肪を減少させる効果もあります。

加圧トレーニングだけでもいいのですが、**これにゆるHIITを組み合わせるとより効果的**です。当クリニックは、ゆるHIITと加圧を組み合わせる加圧HIITを行うことがあります。筋力や代謝アップは、病気や故障の改善にも寄与します。

　岡山大学と私が加圧トレーニングの効果を検証した実験でも、自重だけのトレーニングで筋力などが大きくアップしました。ダイエットにも効果的です。以下のグラフは、加圧トレーニングを2ヵ月行ったときの体脂肪率と腹囲の変化を示したものです。14人で検証したのですが、体脂肪率は平均して1.7％、腹囲は1.2cmへりました。

　私たちがふだん、なにげなく行っている「立つ」「歩く」「呼吸」などの動き。それらは、すべて筋肉の働きによるものです。筋肉はいくつになっても必要です。あきらめず、いろいろな可能性を探ってほしいと思います。

2ヵ月の加圧トレーニングによる体脂肪と腹囲の変化

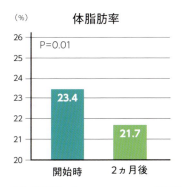
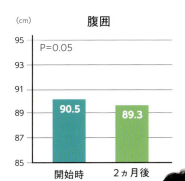

体脂肪率は1.7％、腹囲は1.2cm減少した

▶ 加圧トレーニングは、専用の器械を使用して行う

おわりに

　私が目指すのは、「薬を使わない医療」です。なるべく医者にかからない体づくりをしてほしいとの思いから、患者さんご自身でできるセルフケアを広めています。

　その1つが、「あいうべ体操」です。これは、口を大きく「あ～い～う～べ～」と動かす口の体操です。

　口が開いていると、ウイルスや雑菌が侵入しやすくなります。また、免疫力（病気に打ち勝つ力）を下げてしまう危険性もあります。ですから、口で呼吸を行うと、コロナをはじめとする感染症にかかりやすくなったり、さまざまな病気の原因となったりします。このような弊害の多い口呼吸を鼻呼吸にすると、感染症にかかりにくくなったり、病気が改善したりします。「あいうべ体操」は、口のまわりの筋肉を鍛えることで、口呼吸を鼻呼吸に変えていくものです。いまでは、全国の幼稚園や小学校で実践されるようになりました。

　ところで、このような呼吸は「外呼吸」といわれるものだとご存じですか？　実は体内では、私たちが外から酸素をとり込む呼吸とは別に、もう1つの呼吸が行われています。

　それが「内呼吸」です。内呼吸は、細胞内のミトコンドリア（エネルギー産生にかかわる小器官）が行っているのです。

　私たちが呼吸をする目的は、とり込んだ酸素から、より多くのエネルギーを生み出すことです。それを行うミトコンドリアの機能こそが、健康長寿の鍵を握っているのです。

　本書では、そのミトコンドリアの機能を改善する運動に目を向け

ました。それがゆるHIITです。そして、正直にいいましょう。こんなにゆるHIITが病気に効くとは思いませんでした。

　ゆるHIITは、最大心拍数の60〜70％の運動です。これでもじゅうぶん効果があるのですが、さらに心拍数を上げられるなら、チャレンジしてみてください。

できる、できる、あなたはできる！

あなたのチャレンジを応援しています。

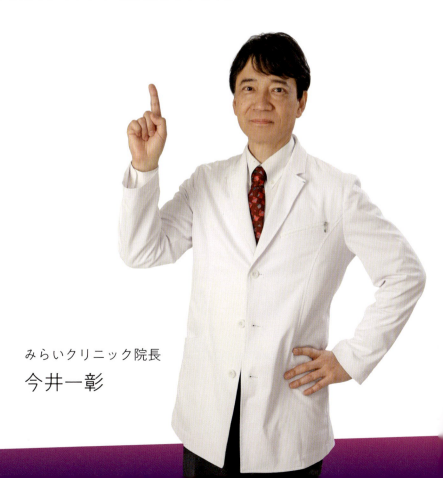

みらいクリニック院長
今井一彰

今井一彰（いまい・かずあき）

1995年、山口大学医学部卒業。2006年に福岡市に「みらいクリニック」を開業。体の使い方を変えて体を治す、薬をへらすといった独自の視点からの医療を模索し、日本初の靴下外来を開設するなど、ユニークな取り組みを続けている。著書に『免疫を高めて病気を治す口の体操「あいうべ」』『マンガ　医師が教える足指のばし』（マキノ出版）『免疫力を上げ自律神経を整える舌トレ』（かんき出版）『足腰が20歳若返る足指のばし』（あさ出版）ほか多数。口呼吸を鼻呼吸に改善していく口の体操「あいうべ」の考案者。

ゆるHIIT特設ページ　https://mirai-iryou.com/yuru-hiit/

■ビタミン文庫
1日4分でやせる！　ゆるHIIT
2020年10月8日　第1刷発行
2020年10月19日　第2刷発行

著　者　今井一彰　　　発行者　室橋一彦

発行所　株式会社マキノ出版
　　　　〒101-0062　東京都千代田区神田駿河台2-9
　　　　KDX御茶ノ水ビル3F
　　　　電話　03-3233-7816
　　　　マキノ出版のホームページ　https://www.makino-g.jp

印刷・製本所　恵友印刷株式会社

©Kazuaki Imai 2020, Printed in Japan
本書の無断転載・複製・放送・データ通信を禁じます。
落丁本・乱丁本はお取り替えいたします。
お問い合わせは、編集関係は書籍編集部（電話03-3233-7822）、
販売関係は販売部（電話03-3233-7816）へお願いいたします。
定価はカバーに表示してあります。
ISBN978-4-8376-1371-8